足立和孝
有安正規

老眼をあきらめるな!

JN170513

健康人新書
廣済堂出版

はじめに

老眼は早い人で40歳前後から、遅くとも50歳代前半には始まります。しかし、多くの人は老眼が始まる初期の段階では気がつきません。「今日は目の調子が悪い」「目を使い過ぎてちょっと疲れた」などと、その日の体調のせいにしがちです。

老眼は誰にも訪れる老化現象のひとつですが、意外に早い年齢で訪れることを含めて、老眼の起こる仕組みやチェック法、対処の仕方などはあまり知られていません。

まずは「老眼とはどんな現象か」ということを、本書でしっかり知っていただきたいと思います。

たいていの人は、老眼を自覚してから、いよいよ不便になると老眼用のメガネをかけます。「老眼鏡は早くかけたほうがいい」というのは、眼科や眼鏡店での常識ですが、その前にできることはないのでしょうか。

足腰の衰えを防ぐためには、ウォーキングやジョギングなどの運動をすすめられます。これらの運動は、単に衰えた筋肉を強化するだけでなく、動脈硬化などの進行を抑える効果もあります。

同じように、老眼も「筋肉の衰え」によるものですから、目の筋肉のトレーニングによって進行を抑えることができると考えられます。

本書では、老眼鏡だけに頼らない目のトレーニングを中心に、パソコンやスマートフォンなどデジタル時代ならではの目を酷使する環境に、積極的に対処する方法をあらゆる角度から考えてみたいと思います。

老眼をあきらめるな！

目次

はじめに …… 3

1章 「もしかして老眼？」できることから始めよう …… 13

身体の筋肉と同じように、目の筋肉の衰えも鍛えられる …… 14
なぜ老眼になるの？　ポイントは「調節力」 …… 15
デジタル機器が目に負担をかける …… 18
老眼に関する素朴な疑問Q＆A …… 22
ピント合わせでわかる簡単老眼チェック法 …… 24
目の輝きで身体と心の状態がわかる …… 26
老眼を放っておくと、性格や能力への誤解を招く …… 28
「目が小さくなった」のは眼精疲労のせい？ …… 30
レーシック手術は万能ではない …… 32
老眼鏡を使い始めると老眼が進むってホント？ …… 35

2章 パソコンやスマホが老眼を加速する……37
パソコンやテレビによる疲れ目はドライアイのサイン……38
パソコンを使うと、ドライアイになるのはなぜ?……43
実用視力とは? ドライアイとの関係……44
患者さんによる眼精疲労の恐怖の告白……46
アイメークが引き起こす、『新型ドライアイ』……47
日中のパソコン作業が、『夕方老眼』を引き起こす……48
血行をよくする「ホットアイマスク」やマッサージが効果的……50

3章 老眼をくい止める！「老眼改善トレーニング」……53
目の健康に「老眼改善トレーニング」……54
眼筋ストレッチ体操……56
調節力のトレーニング……60
輻輳力（寄り目）のトレーニング……64
眼筋運動とツボマッサージ……68

4章 老眼だけじゃない！ 知っておきたい目の病気……71
見えにくさの陰には目の病気が潜んでいる……72
目の病気に気づくために、片目で簡単にできるセルフチェック……72
目の構造ってどうなっているの？……75
60歳を過ぎると白内障になる人が多くなる……77
視野の一部が欠けてきたら緑内障かも？……79
成人男性の失明原因第1位、糖尿病網膜症……80
眼底検査でわかる網膜剥離ってどんな病気？……82
視力や色の識別に影響する加齢黄斑変性症……83
加齢とともに起こりやすくなる飛蚊症……85
コンタクトを使っている人は注意したい角膜感染症……87
優れた眼科を見つけるにはどうしたらいい？……89
5章 目の病気のリスクを高めるブルーライトから目を守るために……91
ブルーライトとは？……92
私たちの目は一日中ブルーライトをあびている……93

ブルーライトがサーカーディアンリズムを狂わせる …… 95
最悪の場合失明する病気。加齢黄斑変性症との関連 …… 96
生活のなかでブルーライトと上手につきあうには …… 97

6章 目の老化を防ぐ食事ってあるの？ …… 99

サプリメントはほどほどに …… 100
目によい栄養素、ルテインに注目 …… 101
肉食中心の食事やブルーライトで若い人も目の病気になる …… 103
ビタミンやルテインをとって加齢黄斑変性症を防ぐ …… 104
ビタミン類は、目に必ず必要な栄養素 …… 105
目にとって必須のビタミンA …… 106
目の老化防止にはビタミンC …… 107
疲れ目にはビタミンB群 …… 108
目の下の青クマ解消にはビタミンEが有効 …… 109
毎日の食卓に取り入れたい魚料理 …… 111
青魚の脂「DHA」は視力回復に効果あり …… 112

目の疲れには亜鉛も……114
ブルーベリーで目はよくなるの？……115
結局大事なのは「バランスよく食べること」……118
「よく噛むこと」は目の健康にも影響する……119

7章　メガネを選ぶときに注意することとは？……123

視力矯正にはさまざまな方法がある……124
老眼は自然の摂理。老眼が人生の価値転換を教えてくれる……128
「メガネ嫌い」と「合わないレンズ」……130
20代や30代でも老眼になる？　目の調節力と持久力……132
メガネは「かける予防薬」……134
合わないコンタクトを付け続けた患者さんのお話……136
ライフスタイルに合わせて快適に見えるメガネを手に入れる……138
「よく見える」よりも「疲れない」のがいいメガネ……140

8章　最新技術を駆使した遠近両用メガネで快適な生活を……143

「老眼」を受け入れ、最適のメガネを選ぶ……144
最新の遠近両用レンズは、もはや「老人のメガネ」ではない……145
新しい技術の結晶が生んだ遠近両用レンズ……147
メガネレンズを選ぶ際のポイント……149
「自分仕様」を実現するレンズのコーティング……151
質の悪いメガネは病気を招く。メガネは体の一部!……153
レンズがよくても、「フィッティング」に問題があると……155
遠近両用レンズはフレームによって効果に差が出る……156
自分の顔に合ったメガネはどうやって選べばいいの?……158
遠近両用メガネに早く慣れるコツ……159
遠近両用コンタクトレンズ……161
多焦点眼内レンズでの老眼治療……164
もっと気軽に眼科に行こう……165
失うものがないように……169

制作スタッフ
イラスト／奥岡伸子
編集協力／嶋尾通事務所
小林薫
編集統括／野田恵子（廣済堂出版）
DTP／（株）三協美術

1章

「もしかして老眼？」できることから始めよう

身体の筋肉と同じように、目の筋肉の衰えも鍛えられる

老眼は体力の衰えと同様の老化現象によるものなので、完全に予防したり治したりすることはできません。でも、体力の衰えにも個人差があります。

もともとの遺伝的な要因に加えて、若い頃からの生活環境の違い、どれだけ体をケアしてきたか、また食事や運動などの生活習慣によって、実際の年齢と体力年齢は異なります。それは見た目の差にも表れます。

多くの人は、中年になって体力の衰えを自覚したとき、ウォーキングやストレッチ体操をする、本格的にジムで体を鍛えるなど、何らかの運動を始めるのではないでしょうか。それと同じように、老眼は目の筋肉の老化が原因なので、ストレッチやトレーニングにより進行を遅らせたり改善したりすることが可能なのです。確かに、老眼鏡は最も簡単な解決法です。ものがはっきり見えて疲れないので、誰もが解決したと考えるでしょう。でもそれは、足腰にたとえて言えば、補助器具に頼った生活をしているのと同じことで、衰えた機能を少しでも取り戻すリハビリにはなっていないのです。

老眼を医学的に治療する方法は残念ながらまだありません。でも「老眼は老化現象だからメガネをかけるのは仕方ない」と片づけてしまうのは早計ではないかと思います。

目に病気がなく、ピント合わせの低下が老眼の原因なら、目を動かす筋肉を意識的に動かすトレーニングで、「近くが見えにくい」状態や「目の疲れ」を改善することができます。

老眼の初期からトレーニングを行えば、メガネの使用を遅らせることも可能です。

当院でも長年この目のトレーニングを推奨していますが、一定期間続けた患者さんで老眼や眼精疲労が以前よりも改善した人がたくさんいらっしゃいます。

この本では、老眼以外にもパソコンやスマートフォン、ブルーライトなど電子機器から目を守る方法や目の老化を防ぐ食事、こわい目の病気についてもお話ししていきます。

なぜ老眼になるの？　ポイントは「調節力」

目の中のレンズ（水晶体）の厚みを調節する筋肉（毛様体）が収縮して、水晶体の厚みが増し、近くのものにピントを合わせる機能のことを「調節」といいます。カメラでいうオートフォーカス機能です。年を取るにしたがって、筋肉（毛様体）の力が弱くなったり、

調節のしくみ

遠くを見るときには筋肉がリラックスして近くがぼやける

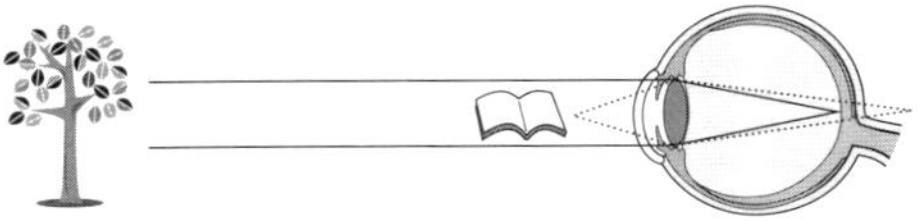

近くを見るときは筋肉が緊張して水晶体が厚くなり、遠くがぼやける

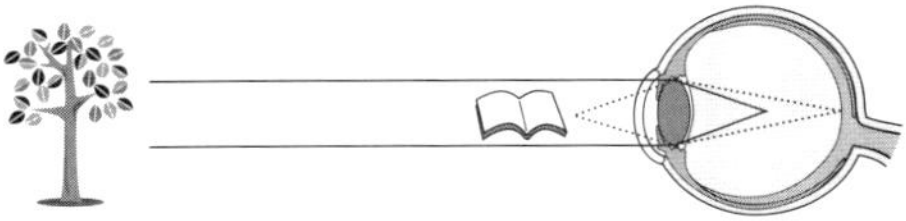

水晶体が硬くなるために、その調節力（オートフォーカス機能）が衰えてくることを「老眼」といいます。多くの人はそれが原因で、45歳前後から近くのものがだんだん見えにくくなり、ピント合わせできるまで時間がかかるようになります。

近視の人の目は、もともと近くにピントが合う目なので、裸眼の状態であれば調節力を使わなくても近くのものを見ることができます。そのため老眼にならないと思われがちですが、メガネやコンタクトで近視を矯正してしまうと調節力が必要になり、近くが見えにくくなれば老眼です。

したがって、近視で老眼の方が遠くを見やくするために、レーシック手術などを受けた場合は、必ず老眼鏡が必要になります。老眼が進むスピードは、手術前となんら変わりません。

「視力」がものを見る目の力を表すのに対して、目の調節力を表す単位を「ジオプター」といいます。これはメートル単位ではかった焦点距離を逆数で表したものです。

遠視や近視などその方の屈折によっても変わりますが、たとえば1メートル先で焦点が合えば1ジオプター、1/3メートルで焦点が合えば3ジオプターとなります。通常3ジオプター以上あれば、老眼ではなくパソコンや新聞を読むなどの生活上で不便を感じないということになります。

実は、人の目は10歳代をピークに調節力が年々減少していきます。個人差はありますが、45歳前後までは約3ジオプターの調節力がありますが、60～65歳では目の調節力はほとんど失われます。

つまり、老眼は一生進行するわけではなく、平均して65歳くらいで止まるということです。かつては40歳代半ばくらいで老眼を自覚する人が多かったのですが、近年ではパソコンやスマホ等の影響もあり、眼科でも40歳前でも老眼の症状を訴える人が増えてきています。

デジタル機器が目に負担をかける

今や、現代人は一日中目を酷使しています。会社ではパソコン、電車での移動中はタブレットＰＣやスマホ、そして家では新聞やテレビ画面を見る。かつて、人類は目がこんなに疲れる環境に置かれたことがあるでしょうか。

こうした状況を背景に、目の疲れやトラブルを訴える人向けの商品がどんどん増えてきました。どの薬局やドラッグストアにも、「目のかすみや疲れ目への効果・改善」を訴える目薬やサプリメントがずらりと並んでいます。

また、デジタル機器による目の負担を軽減する「ブルーライトカットメガネ」もそのひとつです。それだけ「デジタル機器によって目の調子が悪くなっている」と自覚している人が多いということです。

電子機器に囲まれた生活が目の健康に悪いのは、「長時間、目に負担を与え続けるから」という理由が大きいのですが、実はそれだけではありません。「目から対象物までの距離」にも問題があるのです。

以下は、「目に負担をかけている対象」と「目」との距離をまとめたものです。

スマホ……15センチ
本や雑誌……30センチ
ノートパソコンやタブレット……50センチ
テレビ……1・5〜4メートル

これらの数字を見てどう思いますか？　昔はおおむねテレビと本の2種類だけでしたから、目のピント合わせも2種類でした。

でも、現代人はスマホやパソコンの出現により、15センチから4メートルまでの「中近距離」をくまなく使ってピント合わせをしていることがわかります。テレビはデジタル化されたため、文字情報を読むことも多くなりました。

かつては外に出て、看板などの遠くのものが見えないことが不便だったのに対し、現代は近くが見えないことに不便さを感じることのほうが多いのではないでしょうか。

近くばかりを見続けると水晶体の弾力性や毛様体の筋力が失われ、ずっと目の中は緊張状態になります。昔から「目が疲れたら遠くの緑を見るとよい」といわれるのは、目の緊張をほぐす効果があるからです。本書で紹介するトレーニングはこの緊張をほぐし目の疲れや気になる老眼を改善させます。

目の疲れなどの自覚症状があるのに、「大丈夫」と軽く見ていると、調節力はどんどん衰えていきます。それは結局、老眼が訪れる年齢が早まることにつながってしまうのです。

そこで、「あなたの老眼度がわかるチェックリスト」を用意しました。該当する項目はいくつありますか？

〈あなたの老眼度がわかるチェックリスト〉

・スマホ、新聞、本などの小さい字を、手元から離したほうが読みやすい
（近視の人は、近視用のメガネをはずしたほうが読みやすい）
・読書や裁縫など目を使うのが億劫になり、手元の作業に集中できない
・薄暗いところで小さな字が読みづらくなった
・昼間に見えていたものが、夕方になると見えにくいと感じるようになった
・ピントが合うまで時間がかかるようになった
・身体に異常がないのに肩こり、頭痛が治らない

輻輳(寄り目)

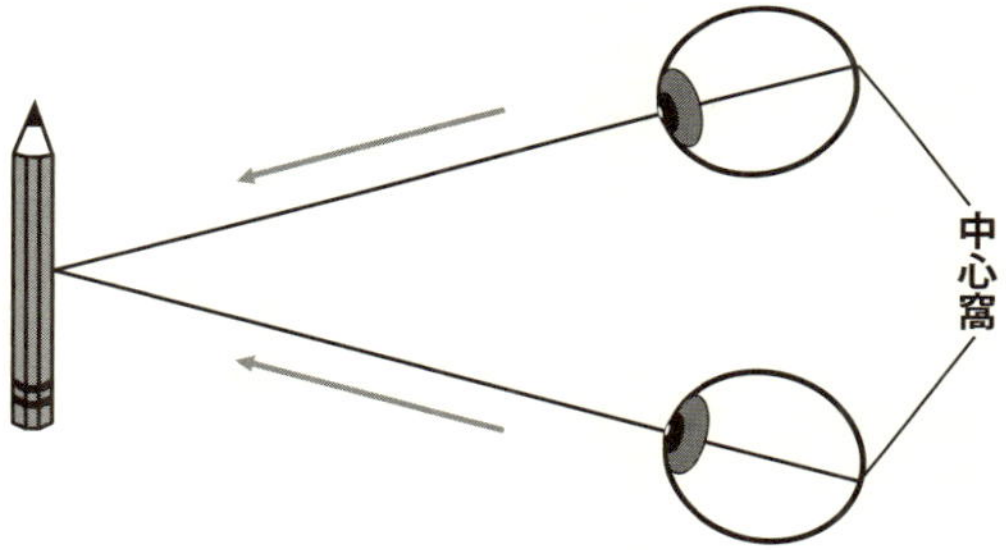

通常近くを見るときには
調節し寄り目になる。

・近くのものがよく見えず、見ようとすると疲れる。気づくと眉間にしわが寄っている
・大きな文字を書くようになった
・長時間車の運転をした後は、近くが見えにくい

該当する項目が多い人ほど老眼が始まっている可能性があります。無理をすれば見えるからといって放置しておくと、目に負担がかかり老眼の進行が早まったり、身体の病気を招くこともあります。

老眼になると近くを見るとき、輻輳《ふくそう》機能（寄り目）ができにくくなる

私たちがものを見る場合、両目の視線は同

じ目標に向かいます。はるか遠くを見る場合の両目の視線は限りなく平行です。そして調節は休んでいます。

目標が近くなるにつれて、それをはっきり見るために調節をします。そして両目の視線は目標に向かい、いわゆる「寄り目」になってきます。この運動を「輻輳《ふくそう》」といいます。逆に目標が離れるにつれて視線が開く運動を「開散」といいます。

調節と輻輳は相関関係にあり、調節をすると、それに見合う輻輳も起こります。調節量のわりに輻輳量が少ない（あるいはその逆）というようにバランスが崩れると、疲れや複視（物が二重に見える）など不具合の原因にもなります。

老眼に関する素朴な疑問　Q＆A

次に、老眼に関して眼科でもよく聞かれる質問を、Q＆A形式で解説したいと思います。

Q1. 老眼が始まるのは何歳くらいからですか？

A1. 老眼を自覚するという意味では、手元が見づらくなるのは40代が一般的です。近視の方はメガネをはずせば近くが見えるので老眼の自覚が遅く、「老眼になったのは60代」という方もいらっしゃいます。しかし、老眼を調節力の低下として厳密にとらえれば、すべての方が「10代から衰えが始まっている」ともいえます。

Q2. 近視の人は老眼にならないといわれますが、本当ですか?
A2. 近視の人でも老眼になります。ただし、近視が弱度から中等度の場合は、老眼になっても裸眼で近くのものを見ることができるため、気づかないということがあります。

Q3. 老眼の進行はずっと続くのですか?
A3. 老眼の進行は60~65歳程度で止まるといわれていますが、個人差があります。

Q4. 遠視や目のいい人は老眼になりやすいって本当ですか?
A4. 一般にそう思われがちですが、近視の方も遠視の方も、老眼の進行に変わりはありません。遠視の方や目のいい方は、近視の方に比べて近くが見えづらくなったことを早く自覚しやすいため、老眼になりやすいと誤解されるのです。

目の老化は子どもの頃から始まっている！

一般に老眼というと、手元の文字が見えにくくなることを指し、始まりは40代を過ぎた頃とされています。でも、厳密に言えば目の老化は子どもの頃から始まっており、少しずつその度合いが拡大しているのです。

本を前に置いて文字を見た場合、10歳くらいまでは11センチまでの文字が読めたのに、30歳ではその約2倍の20センチ、40歳では3倍の33センチまでの文字しか見ることができなくなっていきます。

つまり、目の老化はすでに10代から始まっているわけで、それが「裸眼では近くのものが見づらく、遠くに離さなければならない状態」を老眼と呼んでいるわけです。

ピント合わせでわかる簡単老眼チェック法

目のピントが一番近くで合う場所を「近点」といい、遠くで合う場所を「遠点」といいます。ものが見えている範囲は、近点から遠点の間になるわけですが、老眼のチェックで

簡単老眼チェック法

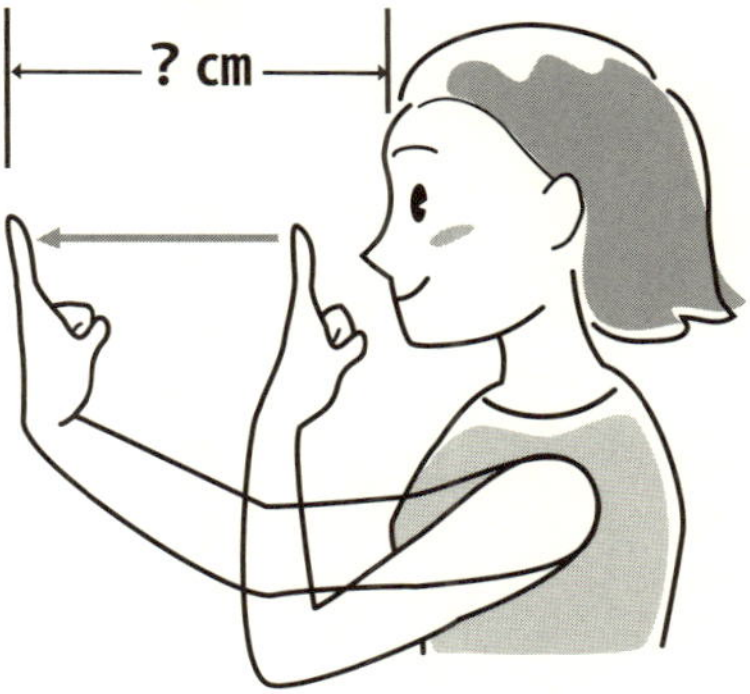

少しずつ遠ざけて指紋が見えた位置が近点

は近点の場所を探します。

一番近くで目のピントが合う場所（近点）を探す方法は簡単です。イラストのように、人差し指を目の前に置き、手前から少しずつ遠ざけていきます。やがて人差し指の指紋が見えてきます。そこがあなたの近点です。

次に、年齢別の近点の目安を示しておきます。

・30歳　14センチ
・40歳　20センチ
（老眼と実感する30センチのライン）
・50歳　40センチ
・60歳　100センチ

※近点の距離には屈折や疲れなどで個人差があり、数値はあくまでも目安としてくださ

い。

※近視の方は遠くにしっかり合ったメガネで、測ってください。

上記の方法で、一番近くで目のピントが合う場所が30センチを越えると、日常生活で近くが見えづらいと実感し、老眼と呼ばれるようになります。

目の輝きで身体と心の状態がわかる

人は相手の顔の表情を見て、その人のさまざまな状態を判断しようとします。なかでも目の表情は特別で、人間に限らず犬や猫などの動物でも、相手の目の輝きや表情には特に敏感で、脳が特別の反応を示すようにできています。

日常会話でも、「あの人、目が笑ってないよね」「目が泳いでいる」というように、目の表情で人の心理状態を憶測する場面はよくあります。目の輝きはひと目でわかり、目標に向かってチャレンジしている人や、好きなことに熱中している人の目は、瞳孔の働きが活発で、見た目も若々しく、キラキラとしています。これは気のせいではなく、実際に光っているのです。

黒目の中には瞳孔という、光の量を調整する役割を持った部分があります。瞳孔は、暗いときには自動的に大きく広がり、明るいときは小さくなって、光の量をコントロールしているのです。ところが、老眼になるとこの瞳孔が縮みがちになります。そのため、加齢とともに目の輝きが失われるのです。

私たちは人と話をするとき、本能的に相手の目を見てしまいます。そして、目の輝きから漠然とその人の状態を感じ取っているのです。「この人、話に興味がないようだなあ」とか「少し老けたようだなあ」と感じたら、もしかしてその人は老眼や目の健康状態が悪くなっているのかもしれません。

「死んだ魚のような目」になっていませんか？

老眼では、前述のように目の輝きが弱まるほかに、目の動きも鈍くなります。目は若いうちはクリクリとよく動きますが、積極的に動かさないと加齢と共に「死んだ魚のような目」になってしまいます。

人に会った時、目は最も雄弁にその気持ちを表します。もちろん、目以外にも顔の表情（筋肉の動き）や顔色、声のトーン、身振りなどでその人の状態を判断することはできます。

でも、意識するしないにかかわらず多くの場合、その人の目の表情によって多くを感じ取っているのではないでしょうか。まさに「目は口ほどにものを言う」です。

一緒に話していても目の動きがあまりなく、「どことなく気がないみたい。笑っても目がうつろ」と、相手をそんなふうに感じた経験はありませんか。目の動きが鈍いと、心まで活気がないように感じてしまいます。それだけ目が人に与える印象には大きいものがありますから、老化による目の動きの不活発化には注意が必要です。

老眼を放っておくと、性格や能力への誤解を招く

昔から、遠視は近視に比べて軽視される傾向にあります。それは、子どもの頃から視力検査で遠くが見えるかどうかばかりが重視され、ピント合わせに関係した屈折検査が徹底されていないことにも表れています。

そのため、遠視は本人も検査する側も、あまり問題にしないということがあります。それどころか、自分が遠視であることをまったく知らずに生活している人も、かなり多いのではないでしょうか。

遠視があるとデスクワークではピント合わせがうまくできず活字や数字などが見づらいため、根気が続かなくなります。また、パソコンの作業でもミスが多くなり、それを修正したり、指摘されたりすれば作業効率も落ちてしまいます。

これでは、事務処理能力が不十分だとか、やる気がないような印象を持たれかねません。遠視であることに気づかず、何の対処もしないために、能力や性格に関して誤解されてはたまったものではありませんね。

逆に、近視の人は、遠くにいる大事な人に気がつかず、誤解される可能性があります。でも、近視の人はほとんどの場合、自覚症状があり、遠くが見えないことの損を知っていますから、必要に応じてメガネをかけるなどの対処をしているはずです。

遠視の人が近くのものを見続けると、毛様体筋や水晶体により負担を与えますから、目が疲れやすいだけでなく、肩こりなどの症状も出やすくなります。また、近くばかりを見て無理を続けると早く老眼になりやすい状態にあるのですが、遠視の人にはメガネをかけるという習慣があまりありません。

同じように、老眼の場合も遠くを見るのは問題ないので、メガネをかけずに目が疲れやすいのを我慢してしまうのです。また、多かれ少なかれ乱視もありますから、目の疲れが老眼と乱視の両方からきていることも考えられます。まずは、しっかりとした検査を受けてください。

なお、老眼や遠視・近視にも言えることですが、メガネの度数が合っていなかったりすると、ドライアイや眼精疲労だけでなく、肩こりや頭痛など目以外の部位にも症状が現れ、それが慢性化します。さらにひどくなると、吐き気やめまい、うつ病などの症状になることもあります。

「目が小さくなった」のは眼精疲労のせい？

ある患者さんは、何年も前から鏡を見るたびにまぶたが下がっていることが気になり、夕方になるとまぶたが重くなり、何とか目を開けようと頑張り、頭痛と肩こりがひどくなり来院されました。

目に疲労がたまると見た目にどのような影響をおよぼすのでしょうか？　実際、目が疲れたときに「まぶたが重い」と感じたことのある人は多いはずです。見た目には目が小さくみえ、何となく老けた印象になります。

まぶたの裏側には、骨格のような役割の堅い瞼板があり、その全面に腱膜が密着しています。その腱膜につながる上眼瞼挙筋《じょうがんけんきょきん》とミューラー筋という2種類の筋肉で上まぶたを引っぱりあげています。加齢や目の使い過ぎで疲労すると、腱膜がゆるみ、これらの筋肉が自然と下がってしまい、まぶたが開きにくくなってしまいます。

この現象を眼瞼下垂《がんけんかすい》と呼びます。下の方は見えても上の方が見にくい状態で、眼験下垂を起こすと、目が腫れぼったい印象を与えてしまいます。睡眠不足だと目を開けにくいのも、同じく眼瞼下垂が原因です。

また、ソフトコンタクトレンズよりハードコンタクトレンズの方がまぶたが下がりやすく、アトピー性皮膚炎や慢性のアレルギー性結膜炎、アイメークをしている方なども目をこする頻度が高いためこのような症状が出ます。

眼瞼下垂の簡単なチェック方法は、眉毛から上のおでこを手でおさえて動かないようにしたまま、すぐに目が開けられるかどうかでわかるので気になる方はやってみてください。

実際に、眼精疲労を治療して目の疲労が緩和すると、「まぶたを軽く持ち上げられるようになった」「眼がぱちっと開くようになった」という方はたくさんいらっしゃいます。

女性なら誰しも、眼を大きく見せたいもの。でも、目の疲れによってまぶたが下がってしまうと、目が実際よりも細く見えてしまい、印象も薄れてしまいます。場合によっては人に暗い印象を与えかねないでしょう。「まぶたが下がってきた」と感じたら、一度眼科に行ってみることをおすすめします。

レーシック手術は万能ではない

裸眼のままで視力を上げることができるレーシック手術が、いま多くの人に注目されています。この手術はレーザー光線で角膜の屈折矯正を行うもので、角膜の表面を薄くカットし、角膜を削った後で、薄くカットした角膜を戻すという方法をとります。

近視の人にとって、メガネはいろいろな意味で嫌なもので、コンタクトレンズが登場すると、美容・ファッションを重視する多くの人たちがそちらに移りました。でも、それはそれでレンズの洗浄などまたやっかいなものです。

レーシック手術という方法が選択肢に入ってから、人によってはレーシックがバラ色に見えたかもしれません。実際、多くの人が、裸眼視力を上げられるこの手術を受けていま す。

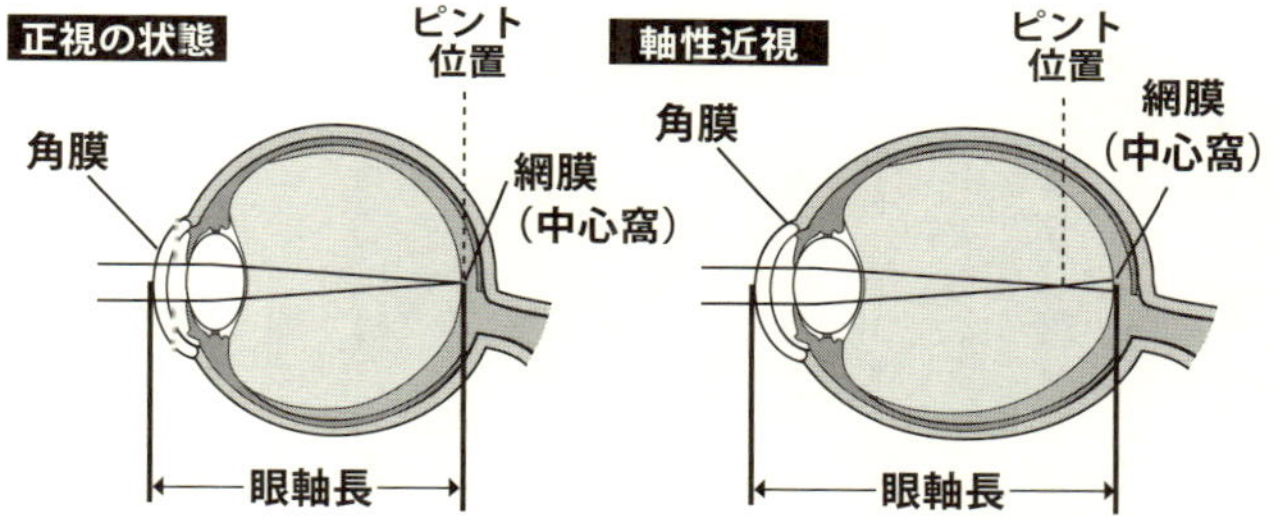

近視の人は眼軸長が長く網膜でピントが合わない。

ただ、これにも問題がないわけではありません。レーシックでよく見えるようになるのはあくまで「遠いところ」であって、それまでよく見えていた手元が見えづらくなってくるのです。これがメガネをかけることが難しいスポーツ選手なら、多少近くが見えづらくても、裸眼で遠くがはっきり見えることに高い価値があります。しかし、デスクワークが中心の人にとって、手術で1・2を超える視力にすることは、実はマイナスのほうが大きいのです。

眼軸長と目のレンズについて

角膜から網膜（中心窩）までの長さを「眼《がん》軸長《じくちょう》」といいます。日本人の平均値は24ミリほどで、これが正常ですが、近視の人はこの眼軸長が正常よりも長すぎるため、網膜にピントが合わなくなります。これを「軸性近視」といいます。

つまり、軸性近視の人は網膜よりも手前にピントが合ってしまうわけで、近くを見るのには都合がよいが、遠くが見えないという状態にあります。

これを修正するには、目のレンズが画像を結ぶ位置を調整しなければならないわけで、メガネやコンタクトレンズがその役割を果たしてきました。ところが、レーシック手術は角膜を削り、レンズそのものに手を加えて解決しようとするわけです。

ちょっと難しい話ですが、レーシックのしくみを説明します。

目の中でレンズの役割を果たすのは角膜と水晶体の2枚です。レーシックではレーザー光線でこの角膜を削ることによって調整します。

問題は、まず、レンズの質が変わってしまうこと。近視の方のレンズは小さなものを大きく見ることができる特性を持っていますが、それを手術によってより大きく見せようと、いわば望遠レンズに変えてしまうことなのです。

その望遠レンズ（双眼鏡）で本を読んだり、デスクワークを強いられたらどうなりますか？　また手術によって遠くがしっかり見えるようになったのはよいのですが、近くを見るのに都合がよいという近視の特性が失われてしまうことになるのです。

手術を受けても、やがて老眼は必ずやってきます。遠くがよく見えるようになった分、近視の人に比べて老眼になってきたという自覚が早くなるでしょう。メガネやコンタクトレンズが嫌だから決意したレーシックなのに、いつかは「老眼用」というメガネのお世話になるのです。

最近、老眼用手術の宣伝もよく見かけますが、二度も目の手術をすることに不安を感じませんか？　そもそも近視・乱視・遠視は「角膜の屈折異常」によるもので、レーシックはそれを矯正する手術です。

一方、老眼は屈折率の問題ではなく、「水晶体の弾力性の低下による機能低下」が原因です。現在のところ、水晶体の弾力性を手術で回復させる技術はありませんから、老眼を根本的に治すことはできません。

老眼鏡を使い始めると老眼が進むってホント？

「老眼鏡を使うと、さらに老眼が進む」という巷のうわさを聞いたことありませんか？

眼科でも老眼鏡をすすめると、そうしたことを質問される方がいます。そんなとき、眼科医は「老眼は治らない、老化現象なので進むのは当たり前」とか「近くが見えにくくなったら、早めに老眼鏡をかけたほうがいいですよ」とアドバイスするのが普通です。

老眼鏡が老眼を進ませる要因かどうかは、科学的にはよく分かっていません。しかし、眼科の多くの医師が「老眼鏡を使い始めるとピント合わせする毛様体筋は使わないので、調節力が低下して老眼が進んでいる」ことを感じています。内心そう思っていても老眼鏡以外に解決法がみられないので「老眼鏡を合わせましょう」になってしまうのです。また、老眼鏡を使い始める45歳から50歳は老眼が最も進行する年齢なので、老眼鏡をかけたために老眼が進行したように錯覚するということもあるでしょう。

そうした多くの人の体験が「定説」を生み出したともいえます。しかし、老眼鏡をかけなくても、65歳くらいまでは老眼は進行し続けます。

老眼を進行させないためには、ピント合わせをする毛様体筋を衰えさせないことが大事です。もしあなたが「老眼かもしれない？」と思ったら、老眼鏡をかける前に、まずは2章3章でご紹介する「目を温める」ことや、「老眼改善トレーニング」を試してみることをおすすめします。

2章

パソコンやスマホが老眼を加速する

パソコンやテレビによる疲れ目はドライアイのサイン

現在は1人1台コンピュータの時代。パソコンやスマホなど仕事でも家でも常にスクリーンとにらめっこ、なんて日常茶飯事ではないでしょうか。

朝も昼も夜も目を酷使する環境の中でテレビを観た後に目がしばしばする、まばたきが多くなる、なんてことはありませんか？　それは間違いなく疲れ目、ドライアイのサインです。

ドライアイってどんな病気？

ドライアイは、目を守るのに欠かせない涙の量が不足したり、涙の質のバランスが崩れることによって涙が均等に行きわたらなくなり、目の表面に傷が生じる病気です。

いわばドライアイは涙の病気といえます。高齢化、エアコンの使用、パソコンやスマートフォンの使用、コンタクトレンズ装用者の増加に伴い、ドライアイの患者さんも増えており、その数は2000万人ともいわれています。

涙は目を守るための大切なもの

「涙」は目の表面をおおい、目を守るバリアのような働きをしています。
主に、その働きは4つあります。

①目の乾燥を防ぎ、目の中に入ったゴミや煙などを洗い流す。
②細菌を殺す。涙には殺菌作用があります。
③目の表面の細胞に栄養を供給する。
④目の表面のでこぼこや小さなキズをきれいにして視力を出すこと。

ドライアイの要因にはさまざまなものがありますが、特にパソコン、コンタクトレンズ、エアコンなどを使用することで、涙が蒸発しやすく、涙の層が不安定になり、目の表面の細胞を傷つけてしまいます。

また、「まばたき」は涙の分泌を促す刺激となって、涙を出したり、目の表面に涙を均等に行きわたらせるはたらきを担っています。

私たちの目は、普段涙で表面を覆っています。それがパソコンなどをしているとまばた

涙の働き

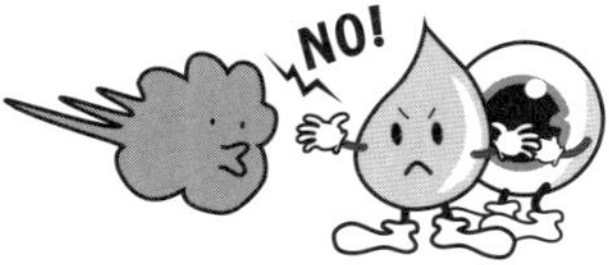

乾燥防止

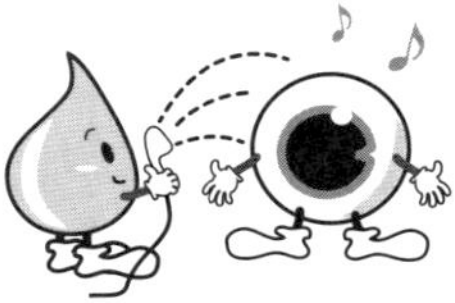

洗　浄

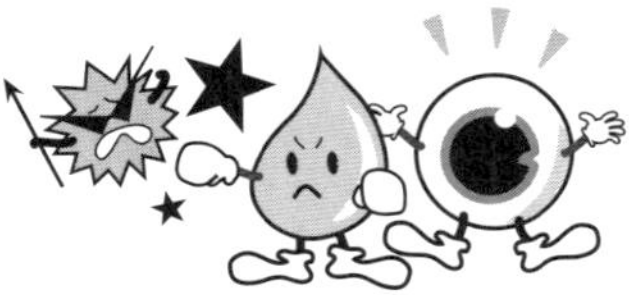

殺　菌

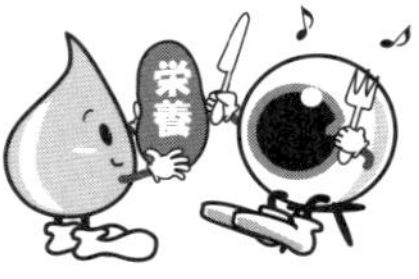

栄養補給

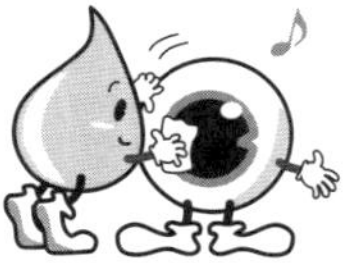

目が鮮明な像を結べるよう
黒目の表面を滑らかに保つ。

ドライアイ チェックシート

下記に当てはまるものがあるか、チェックしてみましょう。（軽い症状でも）当てはまる数が多いほど、ドライアイの可能性が高くなります。受診の際に医師に伝えてください。

- □目がゴロゴロする
- □目が赤い
- □目が重い
- □目が疲れる
- □目がかゆい
- □目やにが多い
- □光を見るとまぶしく感じる
- □かすんで見える
- □何となく違和感がある
- □乾いた感じがする

きが減り、目の表面が乾燥してしまいます。その結果、涙腺が詰まり涙が出づらくなってしまうのです。

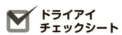

ドライアイでつらい目の症状は？

ドライアイは自分で気づきにくいのが特徴です。特にコンタクトレンズを使用している人は、目の表面（角膜）にキズがついても、痛みが出ないことが多く、症状が出た頃には重症化していることがあります。

眼科で診察していると、ドライアイの症状である目の充血、目が重い、ゴロゴロする、瞬間的には見えるけど日常生活の中でなんとなく見づらい、という人が増えているように思います。ほかにも光を見ると目がまぶしい、

主なドライアイの症状

目が疲れやすい

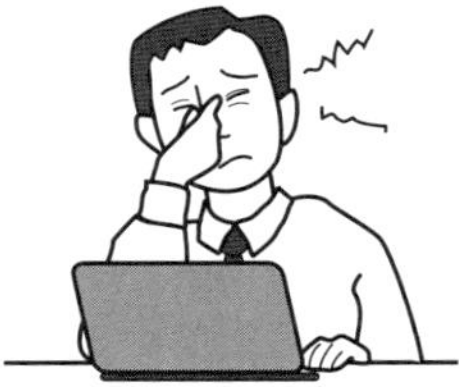

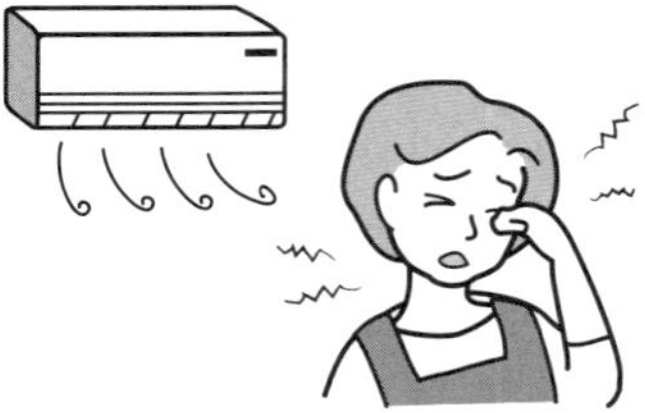

目が乾く

目がかすんで見える

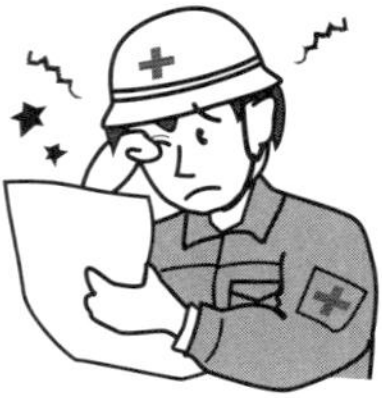

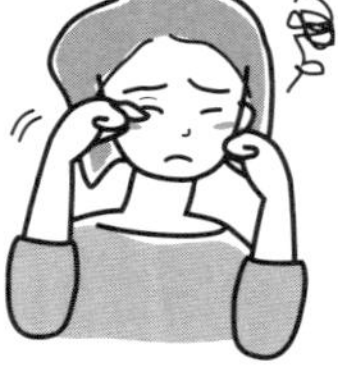

目が乾いた感じがする
ゴロゴロする
不快感がある

目ヤニが出るなどの症状もあります。

「目が疲れやすい」「目が乾く」「かすんで見える」といった症状が続く方は早めに受診しましょう。

パソコンを使うと、ドライアイになるのはなぜ?

パソコンと目の疲れの関係は前文でお話しした通りです。その原因のひとつがドライアイ。パソコンを見ているときには、1分間に何回ぐらいまばたきをするか調べてみました。

町を歩いているとき……1分間に39回
パソコンをしているとき……1分間でたったの3回

パソコンやスマートフォン画面を凝視していると、まばたきの回数が減少します。まばたきが少ないと涙腺への刺激が減り、涙が出にくくなるため、ドライアイを引き起こしてしまうのです。

□**簡単にできるドライアイのチェック方法（P43のチェックシートを併用してください）**

目を一旦つぶって2秒ぐらいであけます。そのままの状態で何秒あけていられますか？

10秒以上で、正常

10秒以下であればドライアイの疑いがあります。

実用視力とは？　ドライアイとの関係

視力検査では、「C」（ランドルト環）の切れ目を見分けることで測定しています。その際、よく見えるときと、天気のせいなどで今日は見えないなあと感じることがあると思います。

普段意識することはほとんどありませんが、視力は時間とともに変動しています。まばたきの回数も測定しながら1分間の平均した視力を計測し、その人が日常的に見えていると考えられる視力を「実用視力」といいます。

実用視力検査では、正常な人の場合1分間の間に大きな変動は見られませんが、ドライアイの人は、時間とともに視力が低下し、1分の間に視力が大きく変化することがあります。「視力はよいのに見えづらい」と訴える人は、この実用視力が下がっているかもしれません。

涙は通常、まばたきをすると目の表面に均一でなめらかに広がるものですが、ドライアイの人は、涙が乾いて目の表面や粘膜がデコボコになってしまいます。そのため、涙が目の表面に均一に浸透せず、目に入る光が散乱し視力にばらつきが出てしまうのです。

実用視力を下げる病気は、白内障などたくさんあるので注意が必要です。すべての眼科で検査が受けられるわけではないので確認が必要ですが、ドライアイの疑いがある人は、ぜひ実用視力を測ってみてください。

ドライアイや目の疲れを放置するとどうなる?

ドライアイを放置したままにしていると、目の表面が傷つき、そこから細菌が入って角膜炎を起こしたり、視力低下を起こすことがあります。

それればかりか、目の疲れから頭痛や肩こり、あるいは本当にひどいときには吐き気まで出てくる人もいます。なかには、うつ状態のように引きこもりになってしまう人も。そうなると目の疲れといっても、目だけの問題ではなくなります。最近は、目の疲れが原因で眼科を受診する人も少なくありません。

私の研究では、眼精疲労の原因はだいたい6割がドライアイ。そして残りの4割が目の中の筋肉の疲れや中枢（脳）の疲労です。パソコンなどをやり続けることで脳が疲れ、頭が飽きている状態のことで、これによっても眼精疲労は引き起こされます。

患者さんによる眼精疲労の恐怖の告白

原因不明の肩こりや頭痛、近くが見えないと悩まされていたAさん。頭痛が始まってから内科や脳外科を受診し、内服薬をしばらく飲み続けていました。しかし、薬を飲んでも一向によくなりません。

仕事にも支障が出始め、症状は日に日に悪化。頭痛だけでなく、ついには、意欲もなくなり仕事に行けなくなりました。そのときは、「何が起きてるんだろう、このままでは死んでしまうのではないか」と気持ちも落ち込んでいました。

内科だけでなく、メンタルクリニックなどいくつも病院を回りましたが、解決の糸口がつかめません。そして、わらにもすがる思いで当院に来院されました。

診察したところ、外斜位、調節（ピント合わせ）、輻輳《ふくそう》（寄り目）の機能が低下、強度のドライアイがありました。重度の眼精疲労と診断し点眼薬を処方、そして調節および輻輳改善のトレーニング、それでもダメならメガネ処方ということになりました。

その後治療の効果がありAさんは徐々に頭痛はなくなり、メガネもせず快方に向かうことができました。「眼精疲労ってただの疲れ目かと思っていましたが、本当に怖い病気ですね。当時と比べたら今は生き返った感じ。自分に自信がつき、いろんな事に挑戦できそうです」。そして、今では部長に昇格したと喜んでおられました。

アイメイクが引き起こす、『新型ドライアイ』

若い人の間で目の大きさを強調するようなアイメイクが流行っています。まつ毛の際《きわ》の内側には、眼球の潤いを保つ油分を分泌し、涙に油分を与えて、目の乾きを防ぐ〝マイボーム腺〟というものがあります。マスカラやアイラインなど目の際のメイクは、〝マイボーム腺〟を詰まらせる原因にもなります。

メイク落としでもマイボーム腺などの粘膜に入ったものはなかなか落ちにくく、蓄積されるとドライアイだけでなく目の病気を引き起こします。

最近では特に、アイメイクやパソコンなどのオフィスワークで目を酷使し続ける『新型ドライアイ』に悩む女性が増えています。女性の多くが悩む冷え症も、この『新型ドライアイ』が原因のこともあります。

日中のパソコン作業が、『夕方老眼』を引き起こす

当院の聞き取りによると、8割以上の男女が、夕方以降18時からが〝目の疲れ〟を感じる時間帯と回答しています。また、9割以上の方が携帯やスマホ、パソコンによる作業が原因で、目の疲れを感じています。

先ほどもお話したように、目は「水晶体」というレンズを目の周りの筋肉である「毛様体筋」を収縮させることでピント合わせをしています。目を酷使した時間が長く続いたために、朝はしっかり見えていたのに、夕方になるとピント合わせがうまくできず、パソコンの文字が見えにくくなってくる、加齢による老眼と同じようにピントがうまく調節でき

ない『夕方老眼』になる人が増えているのです。また、月曜日は文字がしっかり見えていたのに、金曜日くらいになると一週間の疲れがたまり、ぼやけてくる、これを『週末老眼』と呼んでいます。

『新型ドライアイ』や『夕方老眼』には、〝目を温める〟が有効

『新型ドライアイ』や『夕方老眼』の対策には、〝目もとを温めること〟がポイントです。マスカラやアイラインなどによる〝マイボーム腺〟の詰まりは、目を温め、油分の循環をよくすることで解消し、目にうるおいを与えます。目を温め、よごれを浮かしながら油分を柔らかくして循環させ、『新型ドライアイ』を予防することが大切です。

また、若年層でも夕方になると目がかすむ『夕方老眼』になることがあります。その原因は、パソコンやスマホで目を酷使することによる目の筋肉疲労です。この疲労を回復するには、後でお話しするトレーニングや目の周りの血めぐりをよくして、筋肉の緊張をほぐすことが有効です。

筋肉の緊張をほぐすには、目もとを温めること。簡単なのは、40度くらいの蒸しタオルを目元にあてて10分間リラックスするだけで、目の緊張がほぐれます。目のショボショボ

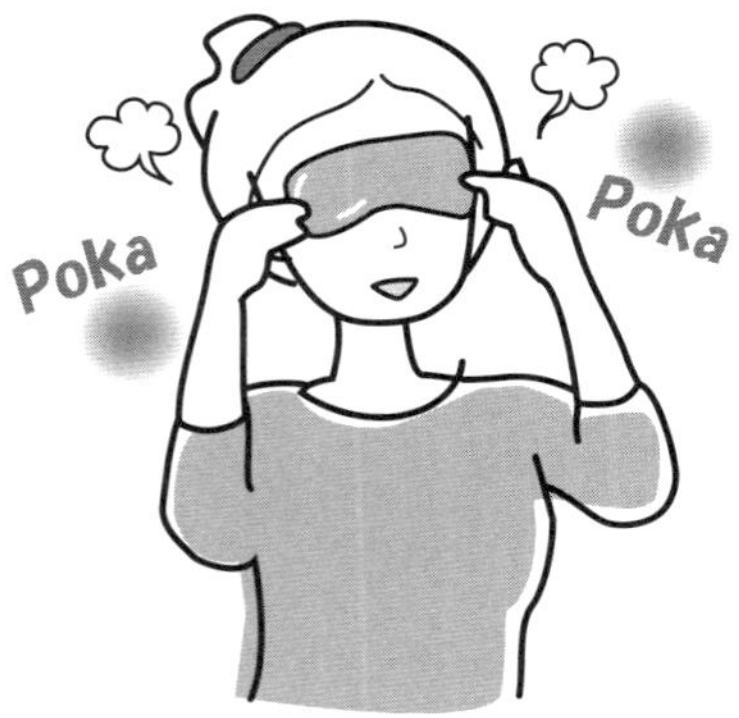

ホットアイマスクでリフレッシュ

やカスミもとれるので、症状が悪化する前にこまめに行ってください。

一日中パソコンを使った後、『夕方老眼』になっている人の目も同じように約40度の蒸しタオルで10分間温めると、徐々にピント調節力が改善します。1週間の目の疲れが溜まり、金曜日の夕方には『週末老眼』になってしまう人も、目を温めることである程度までピント調整力を上げることも可能です。

血行をよくする「ホットアイマスク」やマッサージが効果的

『新型ドライアイ』を解消したり、『夕方老眼』や『週末老眼』を改善するには、目を温めることで目の周りの筋肉の緊張をほぐし、〝目の疲れ〟を緩和することができるとお話ししました。

仕事中こまめに蒸しタオルで目を温めることが難しい人は、短時間で手軽にできる市販の「蒸気の出るホットアイマスク」が便利です。最近では、温めた後に、メントール効果で気分がシャキッとするアイマスクなどもあるのでおすすめです。

また、3章でも紹介している「ツボマッサージ」や「調節力のトレーニング」も目の周りの筋肉疲労を回復してくれます。日頃からこまめに目を温めたり、目のストレッチを行うことで、『新型ドライアイ』や『夕方老眼』を予防することができるのです。

そのほか、睡眠不足やストレスも疲れ目の原因となってしまいます。ショボショボとした目や輝きがない目では、魅力も半減してしまいます。簡単な目のトレーニングで魅力たっぷりの瞳を目指しましょう。

老眼や疲れ目を予防するパソコン環境とは？

あなたはパソコンをどんな環境で使っていますか？　パソコンやスマホを長時間使い続けることは、目の疲れだけではなく、老眼を進ませる原因にもなります。これを予防するには、部屋の環境やディスプレイの位置、文字の大きさなどが重要になってきます。

ほかにも気をつけたいポイントについてまとめてみましたので、できることからすぐにでも始めてください。（ブルーライトや照明などの環境については5章でお話しします）

・パソコンの位置は、目から50センチ以上離すようにします

・パソコンのディスプレイは、少し見下ろす状態にしましょう（目線を上に上げると目が乾燥しやすく、ドライアイ、疲れ目は老眼を進行させます）

・仕事で集中していると、自然とまばたきの回数が減ってしまいます。意識的にまばたきの回数を増やしましょう

・エアコンがずっとついていると、特に冬場は乾燥して涙が蒸発し、ドライアイになりやすいので、加湿器や点眼薬（人工涙液タイプのものがおすすめ）を使って工夫しましょう

・文字の大きさを大きくするのも効果的。小さなポイントで見ていると目が疲れ、老眼が進む原因になります。自分にとって楽なパソコンの視環境を設定しましょう

・30分に1回は目を休める時間をつくりましょう

・約40度の蒸しタオルで10分間目を温めましょう

3章

老眼の進行をくい止める！「老眼改善トレーニング」

目の健康に「老眼改善トレーニング」

老眼になる原因やメカニズムについては、だいたいわかっていただけましたか？

では早速、誰にでも簡単にできる老眼改善のトレーニングを始めましょう。

眼筋ストレッチやツボマッサージなどは、どれも簡単にできるものなのでパソコン作業の合間や目が疲れたときなど、1日数回気軽に行ってください。トレーニングのポイントは、顔を動かさず眼球だけをよく動かすこと。そして目の周りの筋肉を動かすようにイメージすること。これにより、目の中の水晶体が硬くなったり、毛様体が弱くなったりするのを防ぐことができます。

私は、このトレーニングで目の疲れだけでなく、肩こりや冷え症が軽減したり、体調が回復したという方をたくさん見てきました。なかには体調がよくなったことで気持ちまで明るくなり、前向きに自分の人生に向き合えるようになった方もいます。

「老眼かな？」と思ったら、ここでご紹介するトレーニングを週に2～3回、続けてみてください。疲れ目を改善し、老眼の進行を遅らせることができます。

※注意：緑内障や斜視など目の病気がある方は行わないでください。

眼筋ストレッチ体操

①「線なぞり」

線にそって、スタートからゴール、ゴールからスタートまでを目で追いましょう。顔は動かさず、眼球だけをよく動かしてください。とがったところや90度の角もきっちりと見ることがポイントです。

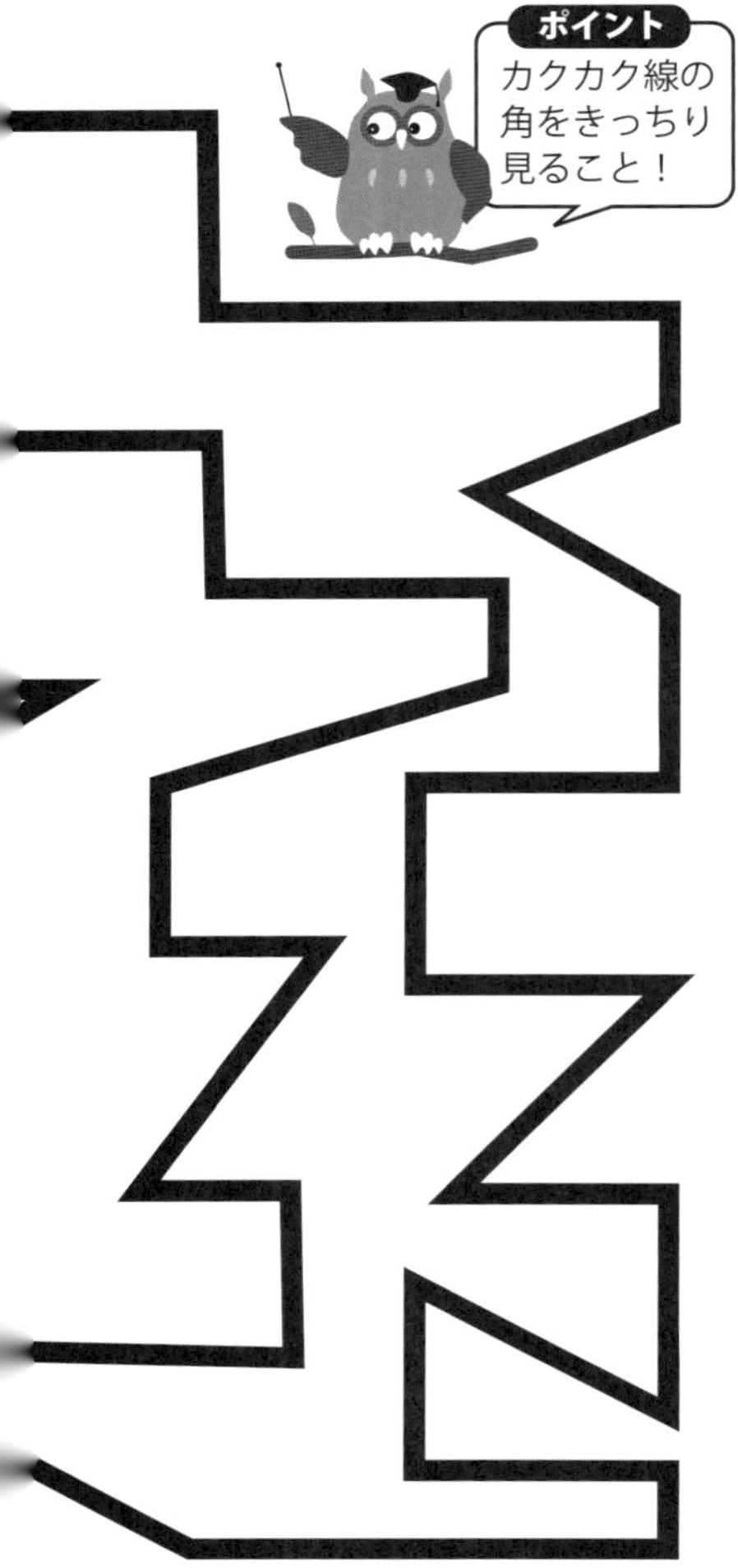
ポイント
カクカク線の角をきっちり見ること！

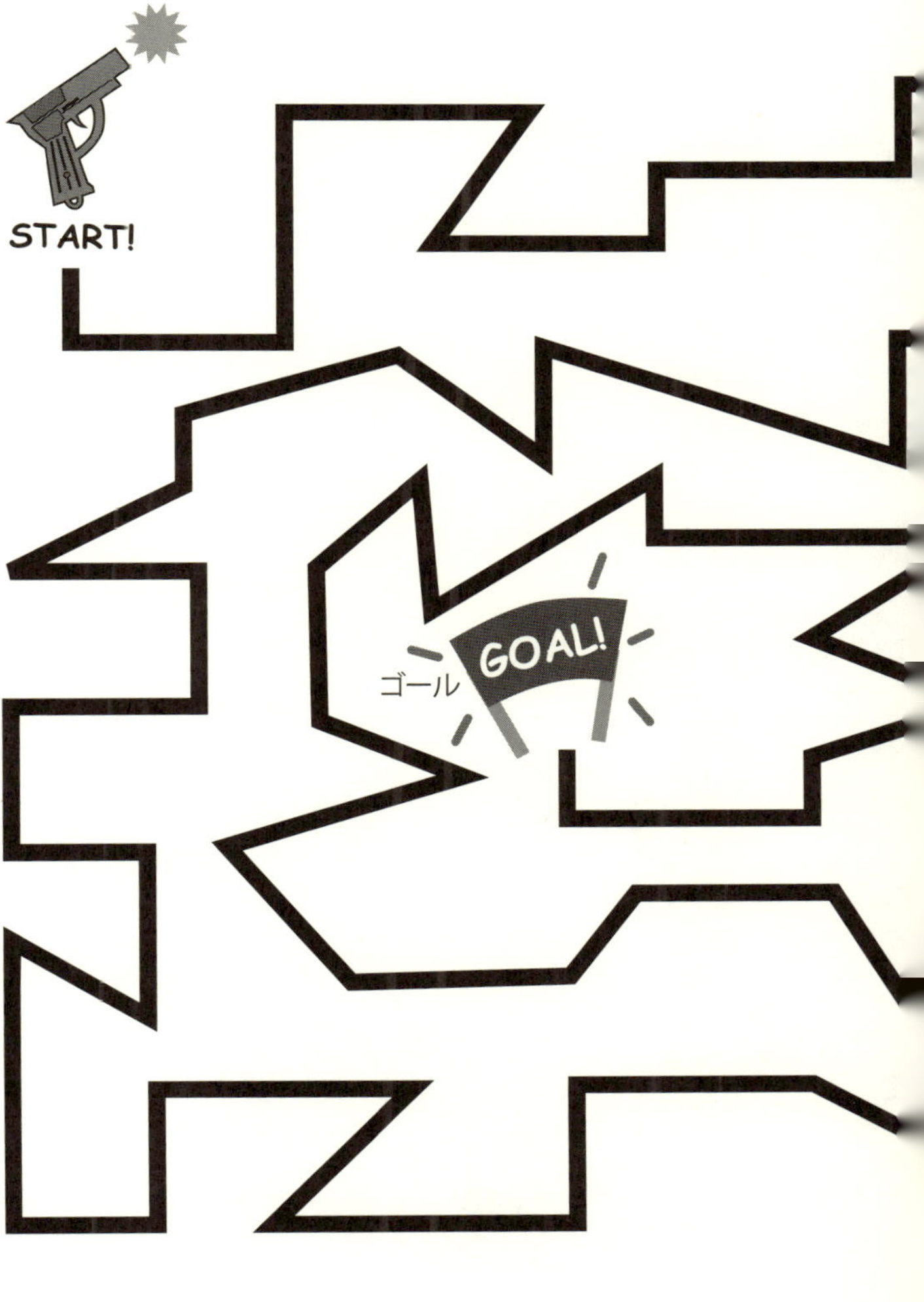
START!
GOAL!
ゴール

②「数字さがし」

1から20まで順番に数字を見つけ、指でタッチしていきます。指している数字にきちんと目をとめることが大事です。だんだんと早くできるように練習しましょう。

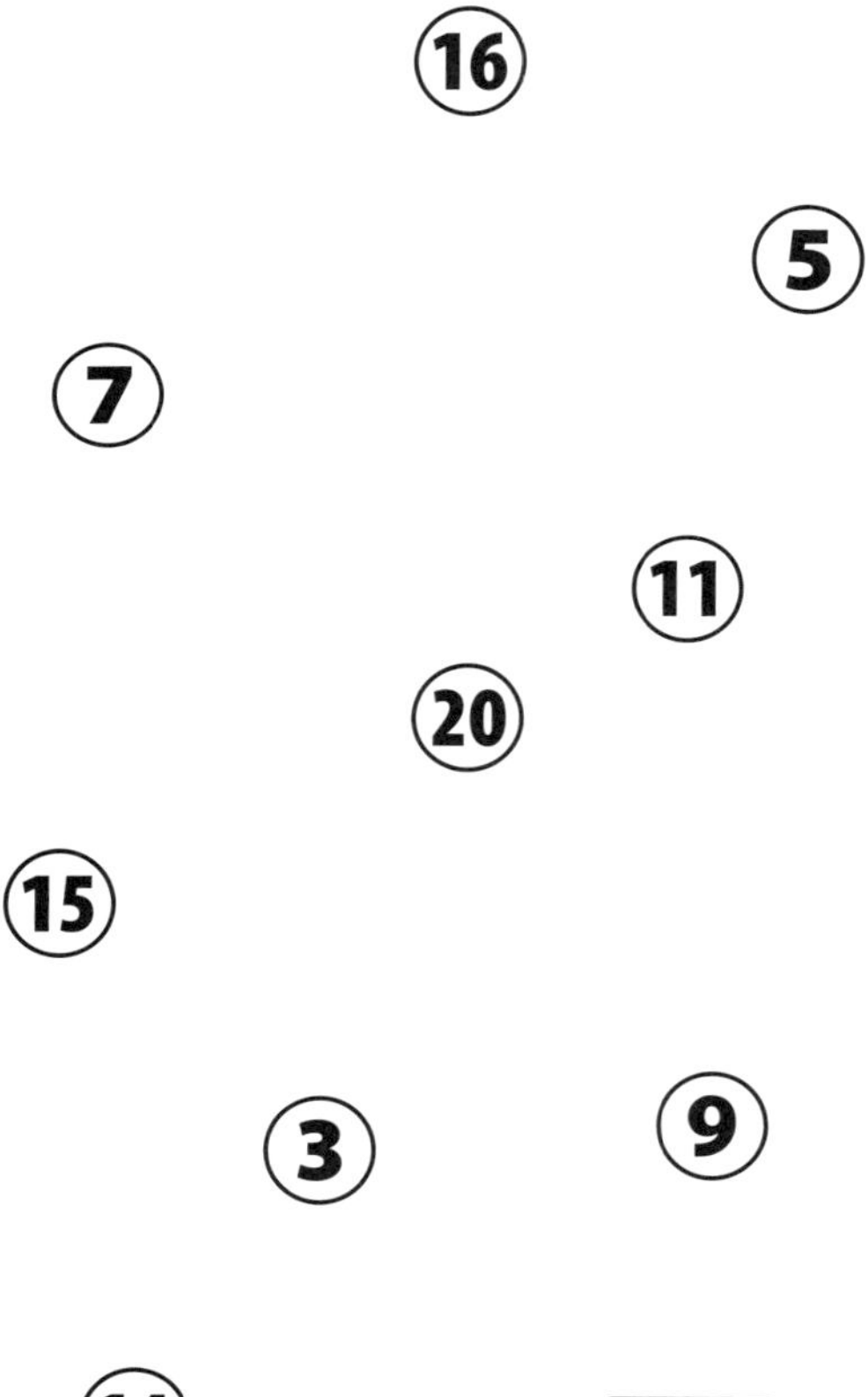

ポイント
1つ1つの数字にしっかり目をとめること！

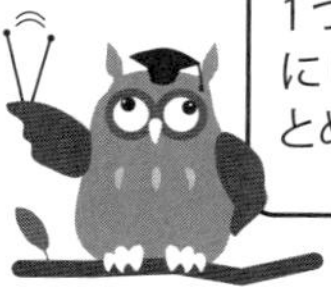

⑬ ⑲

⑩

④

②

⑱

⑥

⑫

①

⑰ ⑧

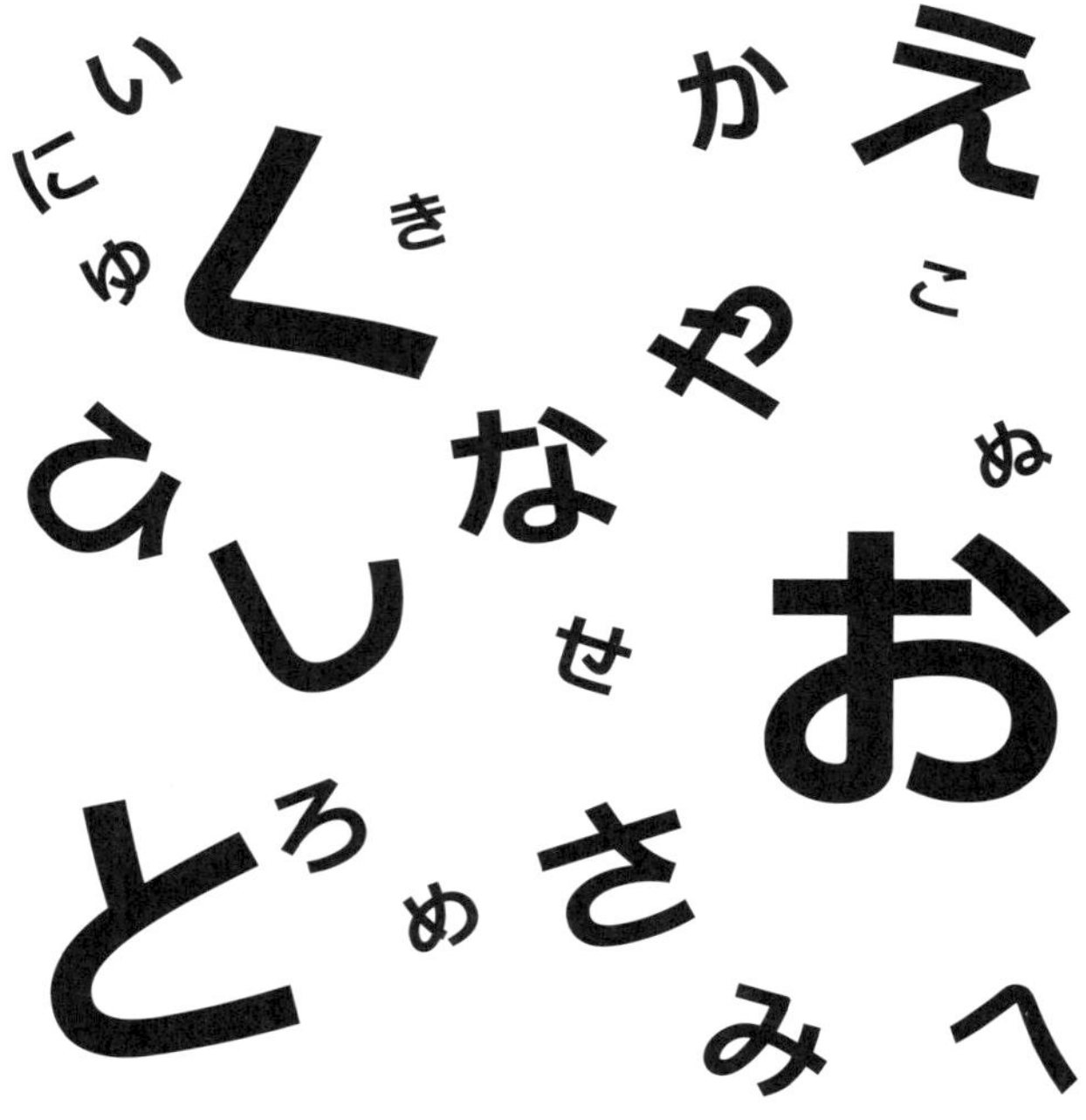

調節力のトレーニング

①「遠近平面調節トレーニング」

「あいうえお」の順に、文字を追っていきましょう。人間の目は、大きな字は近く、小さな字は遠くにあると錯覚します。この錯覚を利用し、大きな字、小さな字を次々に見ていくことで、平面上で遠近法を行い、目の調節力を養うトレーニングです。

物の名前や言葉を追ったり、

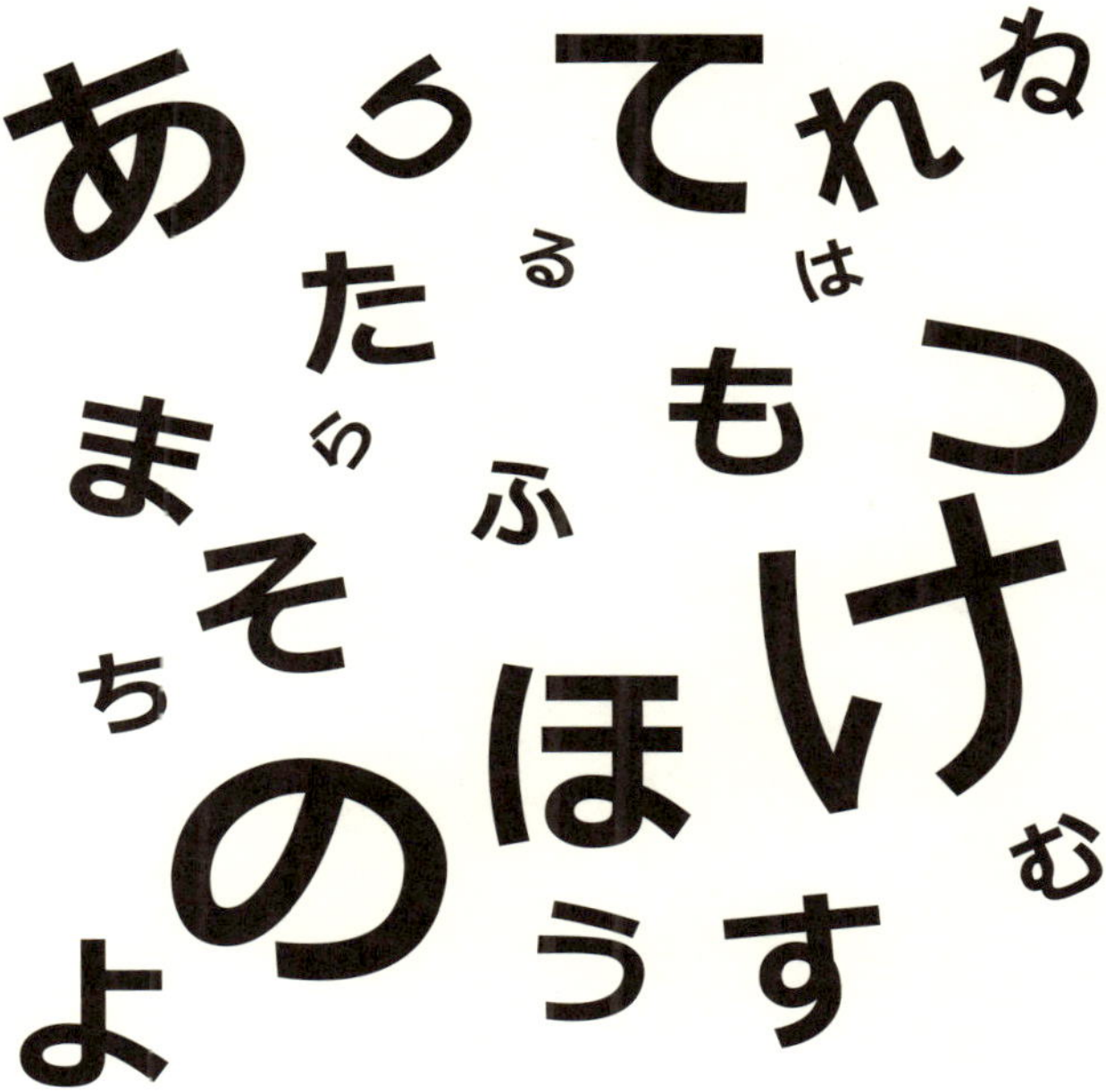

アトランダムに行うことも有効です。

②「遠近焦点調節トレーニング」

1．壁にかけられたカレンダーや時計から4メートルくらい離れたところに座ります。
2．手元から40～50センチくらい離して新聞または雑誌などを持ってください。
3．遠くの文字と近くの文字を、交互に見ていきましょう。

最初はゆっくりと、次第にスピードアップしていきましょう。

遠くと近くにそれぞれきちんとピントを合わせることが肝心です。近くの対象物は徐々に距離を縮めましょう。（近視の人は、いつも通りメガネをかけてください）。

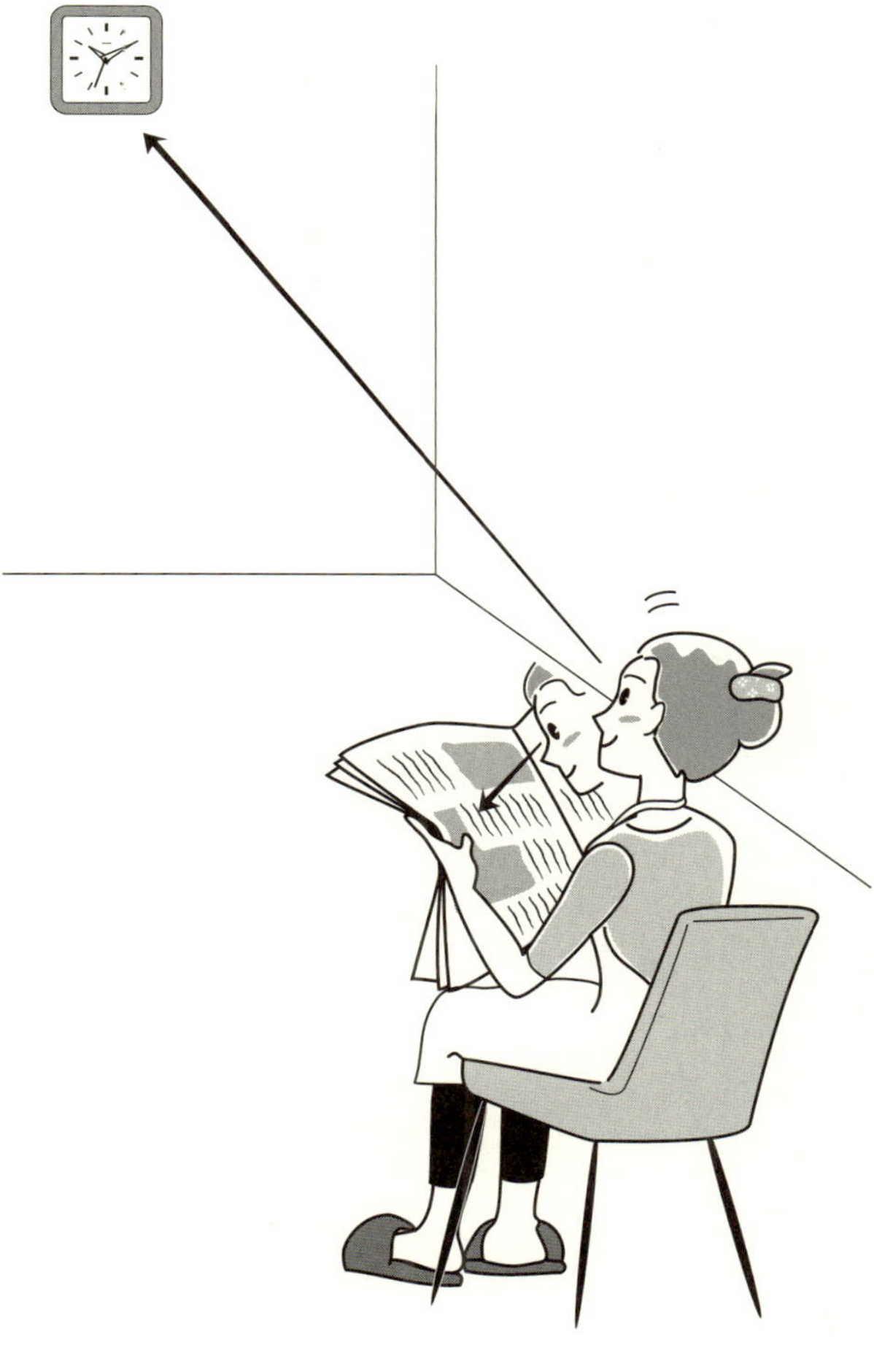

輻輳《ふくそう》力（寄り目）のトレーニング

①「ブロックストリングス 寄り目」

本を目の高さにまっすぐに持ちます。
●→▲→■の順番に見ます。
次に、■→▲→●の順番に
繰り返し見ます。
両目を同じように正しく寄せると、
イラストのように見えます。

ポイント

両目を同じように
中心へ寄せます!

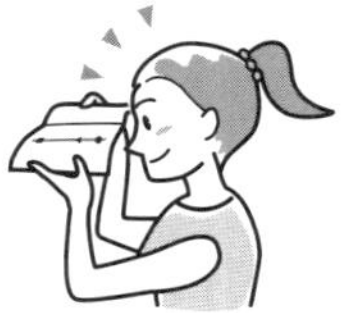

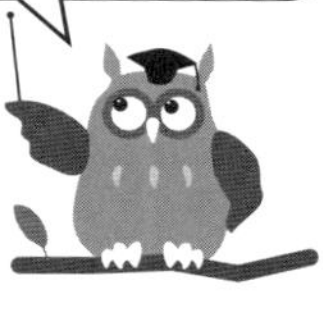

正しい見えかた

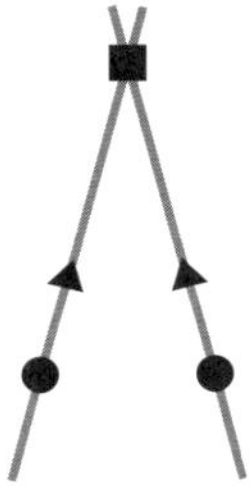

■を見ているとき

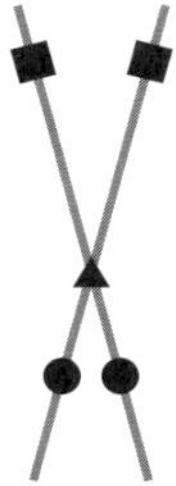

▲を見ているとき

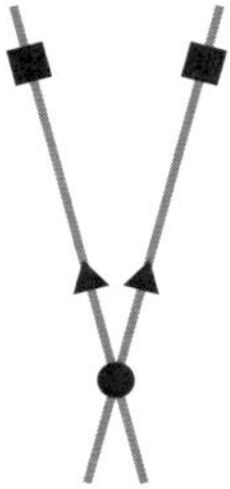

●を見ているとき

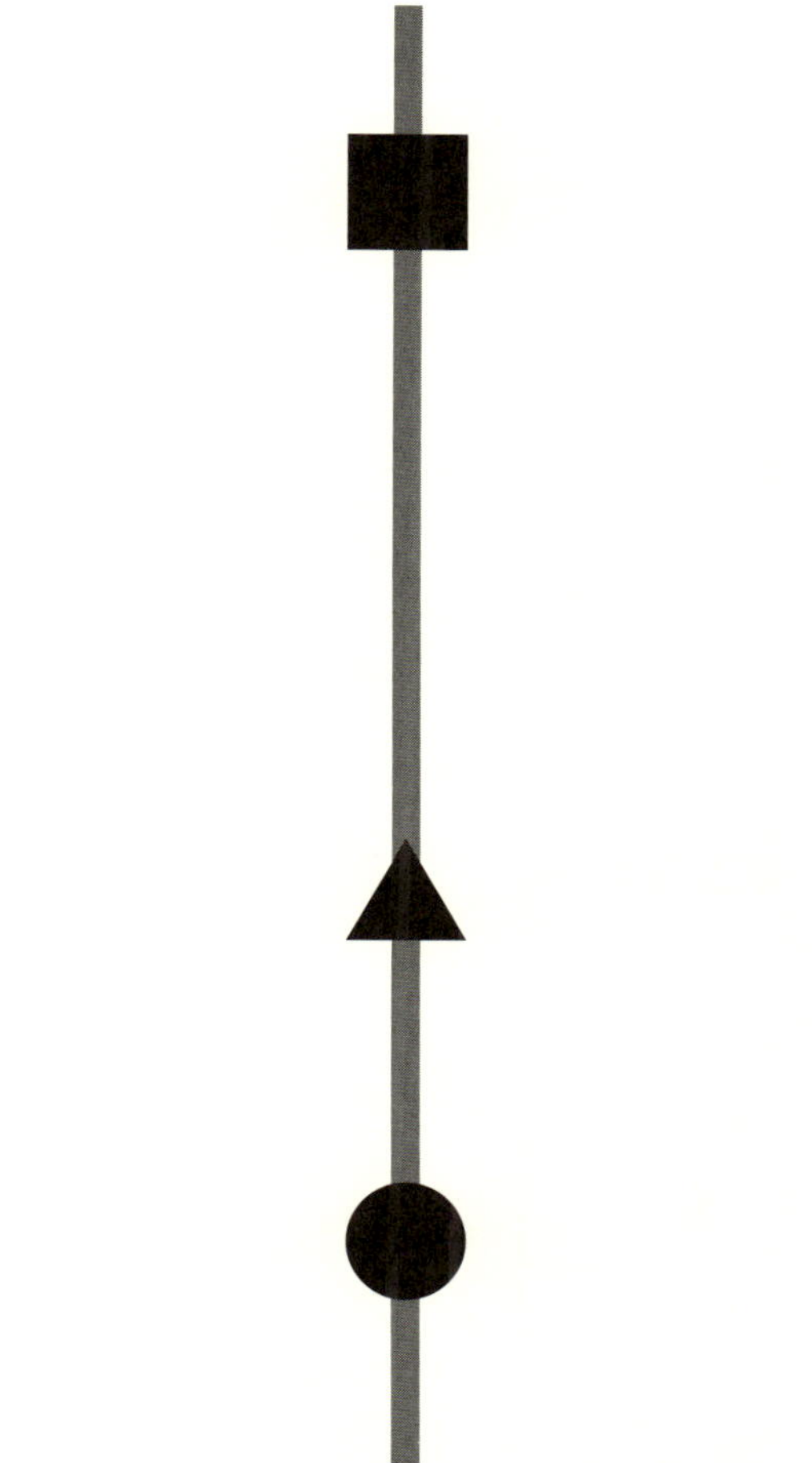
左目
右目

②「ブロックストリングス 遠く近く」

本を目の高さにまっすぐに持ち、①→②→③→④→⑤の順番に見ます。

これを5回繰り返してください。

正しく見ると、イラストのようにそれぞれの数字の中心で、2本の線が×に見えます。

ポイント

線が2本、それぞれの数字を中心に×に見えるよ！

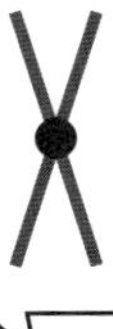

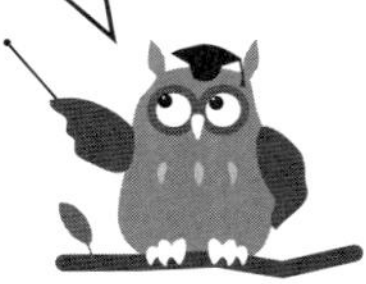

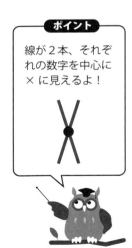

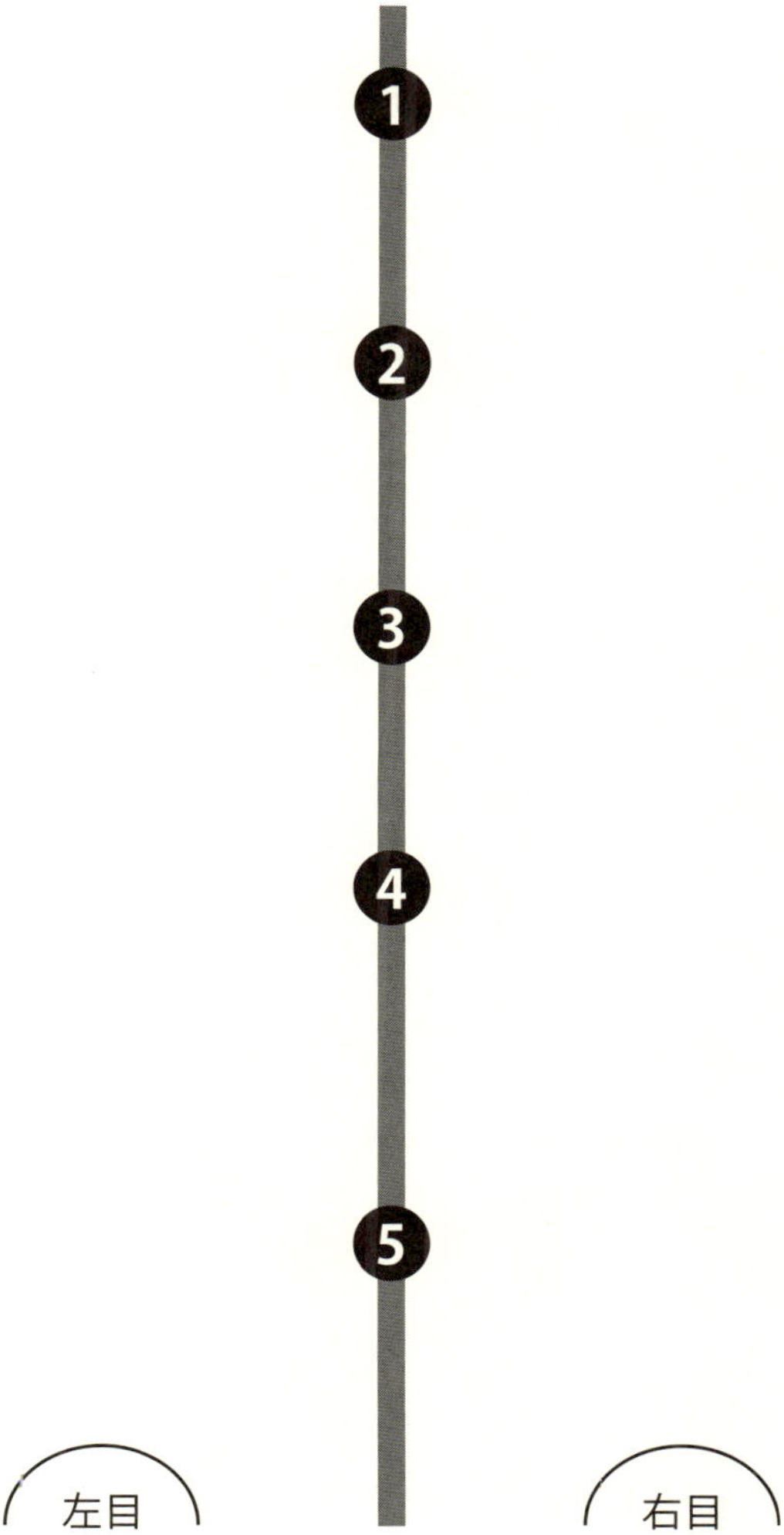
1
2
3
4
5
左目
右目

眼筋運動とツボマッサージ

①「目パチ運動」

パソコンやスマホなどで目が疲れたときに、どこでも簡単にできる運動です。

目を強くつぶってから、パッと大きく開きます。

これを3回〜5回やってみましょう。

目の周りの筋肉の血行がよくなり、スッキリとします。

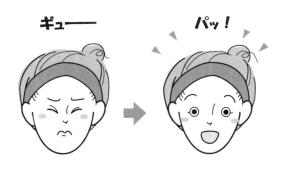

②「ツボマッサージ」

目の周りには、眼精疲労の回復に役立つツボが集中しています。ゆっくりとやさしく押して、血行不良を解消しましょう。決して眼球は押さず、皮膚も薄い部分なので、ツメをたてないよう注意してください。

1. 目をつぶり、親指を眉頭のくぼみに当て、ゆっくりと約5秒押し込みます。

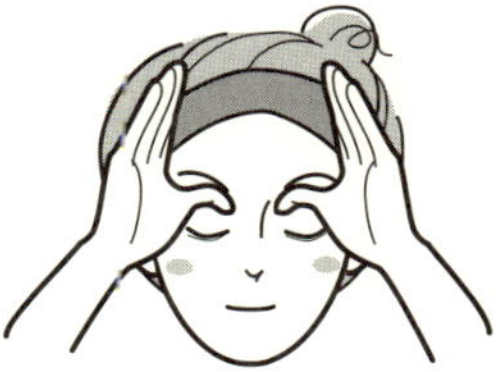

2. 眉尻の横のこめかみを、親指でゆっくりと約5秒押します。

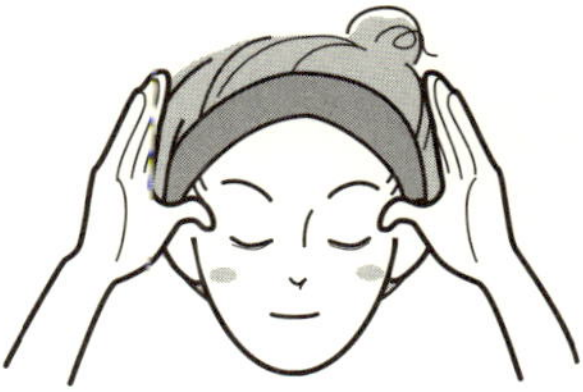

3. 人差し指と中指で、眉頭のくぼみをゆっくりと約5秒押します。

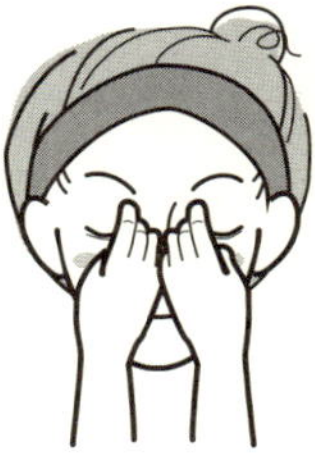

4. 下まぶたの中央を、中指で約5秒やさしく押します。

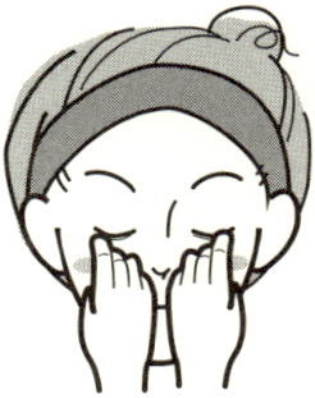

4章

老眼だけじゃない！　知っておきたい目の病気

見えにくさの陰には目の病気が潜んでいる

老眼は自然の摂理なのである程度仕方ありませんが、加齢とともに気をつけたいのが目の病気です。

皆さんは最近視力が落ちた、ぼやけて見えるなど見えにくさを感じることはありませんか？「見えにくさ」の原因にはさまざまなものがあります。

たとえ痛みなどの症状がなくても、放っておくと恐ろしい結果を招くこともあります。面倒だからといって放置せず、何かおかしいこと、気になる症状があった場合には早めに眼科を受診していただくことをお勧めします。

目の病気に気づくために、片目で簡単にできるセルフチェック

私たちは普段右目と左目の両方の目でものを見ています。

その中でも実は、両目で見ている部分と片目だけで見ている部分があります。両目で見

ている部分では、どちらかの目に何らかの変化があって見えにくくなっても、もう片方の目で補ってしまうために、見えにくさを自覚しにくいことがあります。気が付いたころには、病気が進んでいることもあります。手遅れになる前に自分でもチェックしてみましょう。

簡単にできるのが、片方ずつ目を隠して右目と左目の見え方に変化がないかという方法です。毎日やる必要はありません。毎日やってしまうと、逆に変化に気がつきにくくなってしまうのでときどきやってみましょう。

そして自分の利き目（優位眼）を知っておくことも大切です。

利き手、利き足があるように目にも利き目というものがあります。利き目はメガネの作成やコンタクトレンズを作るときにも非常に重要となります。

利き目の確認の仕方

①両手を使って、顔の真ん中に小さな三角を作ります。遠くにある対象物を、両目を開けたまま三角の中に入れます。

利き目の確認の仕方

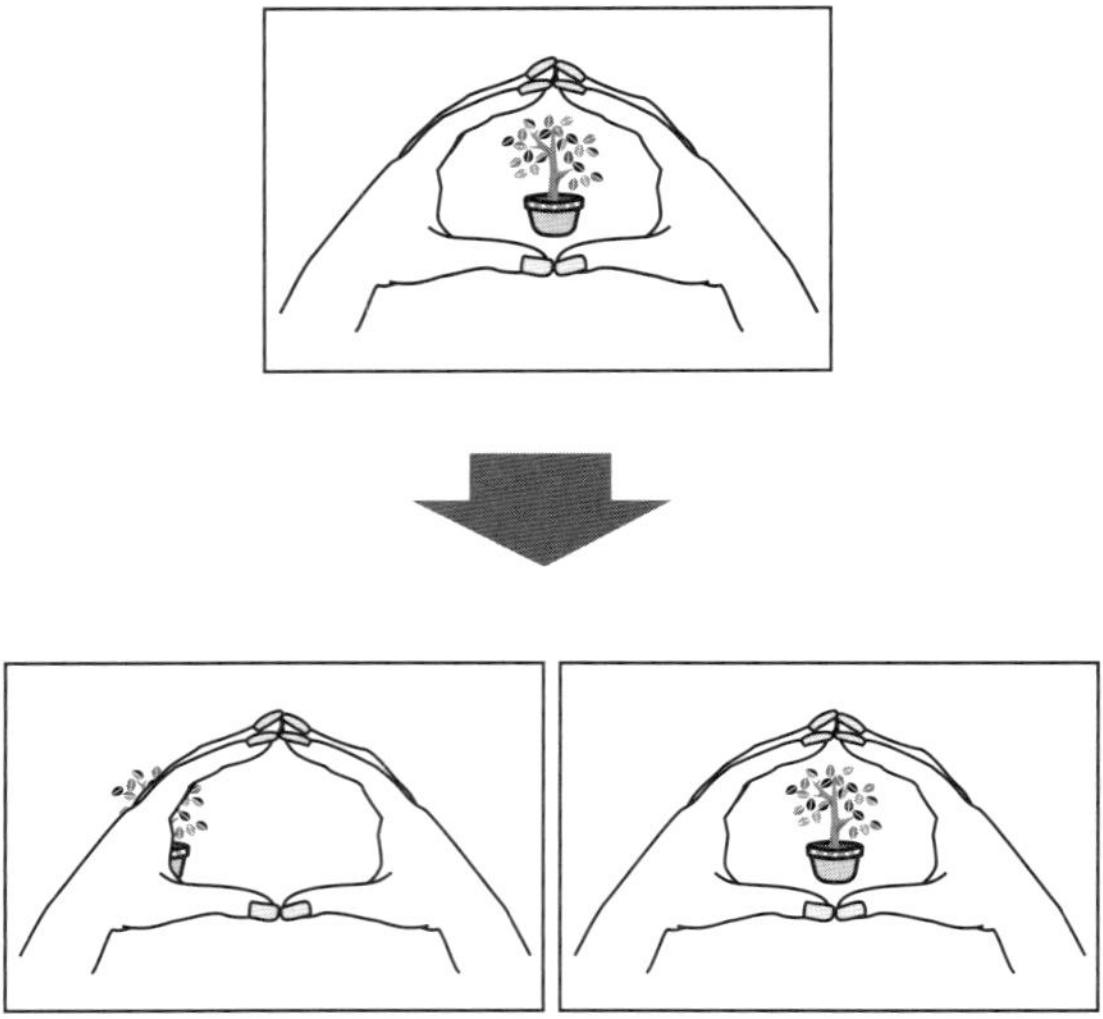

②対象物を三角に入れた状態で、左右の目を交互に閉じてみてください。どちらかの目では常に三角の真ん中に対象物が見え、他目では見えなくなります。対象物を見続けることのできる目が利き目なのです。

右目を閉じると対象物が消える場合→右目が利き目

左目を閉じると対象物が消える場合→左目が利き目

ということになります。

目の構造ってどうなっているの？

まずは、目の各部の名称と役割を紹介します。

角膜

黒目の部分を覆っている透明な膜で、目に入ってくる光を屈折させる働きがあります。

虹彩（こうさい）

瞳の周りをリング状に囲むところで、入ってくる光の量を調節する働きがあります。

毛様体（もうようたい）

水晶体の厚みを調節しながら、網膜に像を結ばせる働きをします。

水晶体

角膜の後ろにある透明な組織で、厚さを変化させながら入ってきた光の屈折を調節する働きがあります。

目の構造

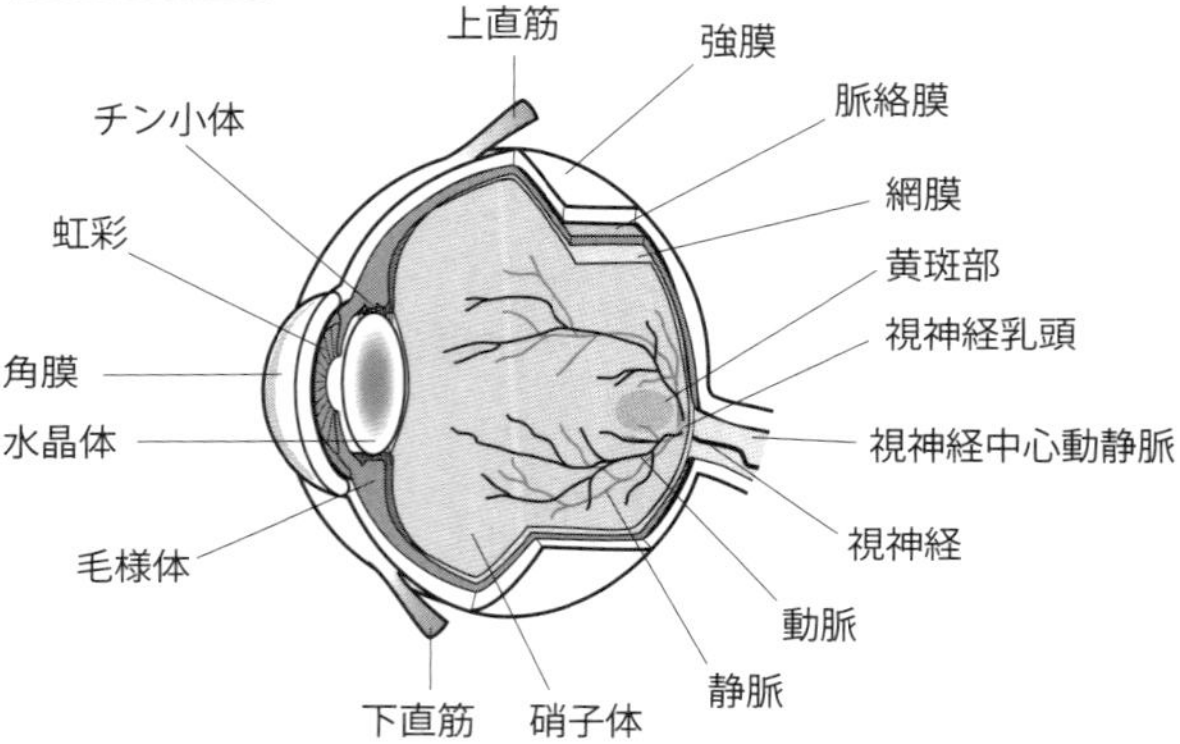

硝子体（しょうしたい）

水晶体の後ろ側のゲル状の物質で満たされている部分で、球形である目の形を保ちます。

強膜（きょうまく）

白目と呼ばれている部分で目全体を保護する働きがあります。

脈絡膜（みゃくらくまく）

強膜の内側にある組織で、瞳孔以外からの光を通さず、かつ目に栄養を与える働きがあります。

網膜

脈絡膜の内側にある膜で、入った光が像となる場所です。カメラでいえばフィルムの働きをします。

視神経

目でとらえた情報を脳に伝える働きをします。

※目をカメラにたとえるとレンズが角膜と水晶体で、絞りは虹彩、フィルムが網膜です。

60歳を過ぎると白内障になる人が多くなる

「白内障」は目の中のレンズにあたる水晶体が濁ってくる病気です。物を見るときはこの水晶体を通して目の中に光が入ってきます。本来は透明なレンズなので光は遮られずに眼底に到達し、きれいな像を結びますが、このレンズが濁ってしまうと光が散乱したり遮られたりするため、まぶしく感じたり、視力の低下をきたします。

原因は、年とともに新陳代謝が衰えて水晶体に含まれるタンパク質が変性するからと考えられ、最も多いのが老人性白内障です。いわば白髪と同じで、60歳を過ぎたあたりから誰にでも起こりうる老化現象です。

症状の軽いうちは生活にそれほど問題はありませんが、白内障が進んで見えにくくなってきたら手術で濁った水晶体を取り除きます。最近は手術の安全性も向上しているので、年齢や体調によっては入院せずに日帰りで手術を行うことも可能です。

手術で視力が上がれば認知症が改善することも

私たちが得ている情報の80パーセントは目から得ているほど、視覚は重要な感覚器です。見た情報は目の神経が脳へと伝えて、伝わった情報が脳で画像として組み立てられ、私たちは見えたものを認識しています。目と脳は非常に密接した関係にあります。

たとえば白内障が進み、視力低下をきたし、視界がぼやけていると、視覚から得られる情報が少なくなってしまいます。また見えないことで、移動するのが怖くて歩けなくなる、文字が読めないなど、今までできていたことに対しても制限がかかってしまいます。

そうなると脳への情報も少なくなります。その状態が続くと、脳への刺激が少なくなってしまいます。脳が活性しなければ認知症にもなりやすくなってしまいます。

私たちは、白内障の手術をしたあとで、今まで歩くのがふらふらして危なそうだった方がしっかり歩けるようになったり、認知症が改善している方をたくさん見てきました。ですから、「年を取ったから見えなくなるのは当たり前、歩くのが危なくなった」など簡単に決めつけず、まずは診断を仰いでほしいと思います。

視野の一部が欠けてきたら緑内障かも?

「緑内障」は、眼圧の上昇などが原因で視神経が圧迫され、視野(見える範囲)が狭くなる病気です。自覚症状はほとんどなく、視野も少しずつ狭くなっていくため、知らないうちに病気が進行していることがほとんどです。

急性の緑内障では、急激に眼圧が上昇し目の痛みや頭痛、吐き気など激しい症状をおこします。時間が経つほど治りにくくなるので、このような発作が起きた場合はすぐに治療を行い、眼圧を下げる必要があります。

大事なことは早期発見・早期治療。一度傷ついた視神経をもとに戻す方法はないので、病気の進行をくい止めることが肝心です。もしあなたが、目の中心をややはずれたところに暗点(見えない部分)を感じたり、視野の一部が欠けたように見えることがあれば、できるだけ早く検査し、治療を開始することが大切です。

検査には、眼圧検査、眼底検査、視野検査等があります。治療は薬やレーザー治療、手術が一般的です。急性緑内障の場合や薬物療法で眼圧コントロールが不十分な場合、レーザー治療や手術を行います。レーザー治療は、虹彩にあてて穴を開けたり、線維柱帯にあてて房水の流出を促進します。比較的安全で痛みもなく、入院の必要もありません。緑内障は、放置すれば失明の危機も多い病気です。大切な目を守るためにも、少なくとも年一回は定期検診を受けましょう。

成人男性の失明原因第1位、糖尿病網膜症

網膜とは、目の奥にある厚さ約0・1〜0・4ミリの薄い膜です。カメラにたとえると、フィルムのような役割が網膜で、ものを見たときの映像はここに映し出されます。

ものを見るとき、光は角膜を通って瞳孔から眼球内に入り、水晶体で屈折されたあと硝子体を通り、網膜に到達します。網膜で感じとられた光の刺激が視神経を通って脳に伝えられ、「見える」と認識されるわけです。

ものを見るうえでとても重要な役割を果たしている網膜は、酸素や栄養素といったエネルギーを血液に運んでもらっています。その栄養がすみずみまで行きわたるように、細い血管で張り巡らされています。

ところが、高血糖の状態が続くと血管に障害が生じて出血したり、血流が悪くなったりします。そして最後には、網膜剥離や失明など深刻な視覚障害を引き起こしてしまうのです。

糖尿病で恐ろしいのは、合併症です。なかでも「糖尿病網膜症」は、目に起こる合併症として発病頻度が高く、放っておくと失明する場合があります。現在、成人男性の失明原因の第1位が糖尿病網膜症です。

糖尿病の患者の半数近くが糖尿病網膜症になり、そのうち約2割が失明または失明の危機にあります。また、発病から15年ほど経った人の約半数が、何らかの網膜の異常を起こしているといわれています。

糖尿病網膜症は、糖尿病になって数年から10年ほどで発症することが多く、その間ほとんど自覚症状がありません。そのため、糖尿病と診断されたらすぐに眼科で診てもらうことが重要です。早期発見であればあるほど、治療の成功率も高くなります。

網膜症になる前でも、眼底検査をすれば、網膜の血液の流れ方に少しでも異常があればわかります。一般に、糖尿病を患っている期間が長いほど、網膜症を合併する可能性が高くなるといわれます。糖尿病と診断されたら、視力に変化がなかったり目に異常を感じなくても、1年に一度くらいは眼科で診てもらいましょう。

眼底検査でわかる網膜剥離《もうまくはくり》ってどんな病気?

眼球の中は、細かい線維でできたゲル状の透明な物質の硝子体で満たされています。硝子体は光が通りやすく、目の形を保つのに役立っています。

子どもの頃には硝子体が眼球の中にいっぱい詰まっていて、網膜との間にはすき間がありません。ところが、人によっては年をとるにつれて硝子体が液状に変化し、網膜から浮き上がってしまう場合があります。

硝子体と網膜が強く癒着している部分があると、眼球の動きで網膜が引っ張られ、裂孔(裂け目)ができてしまいます。その裂孔から液化硝子体が網膜下に入り込むと、網膜ははがれてしまいます。これが「裂孔原性《れっこうげんせい》網膜剥離」です。

また、ボールが目に当たるなど、強い力が目に加わって網膜が剥離してしまう外傷性網膜剥離も、裂孔原性網膜剥離のひとつです。

左のような症状があれば網膜剥離の疑いがあります。すぐに検査を受けましょう。

飛蚊症…………黒い点やゴミのようなものが見える
視野欠損…………見ているものの一部が見えない
光視症…………眼の中でピカピカと光って見える
視力低下…………見たいものがはっきり見えない

視力や色の識別に影響する加齢黄斑変性症

網膜のなかで最も重要な部分は、ものを見る中心となる黄斑と呼ばれる部分です。黄斑は視力に最も関わりが深く、色を識別する細胞のほとんどはこの部分にあります。

「加齢黄斑変性症」は、黄斑の加齢に伴う変化によって起こる病気で、高齢者の失明原因のひとつです。高齢者に多く発症することから、特に網膜色素上皮細胞の加齢による老化現象が主な原因と考えられています。男性は女性の約3倍の発症率というデータもあります。

また、はっきりしたことはわかっていませんが、全身疾患(心血管疾患や高血圧)、喫煙、栄養状態、ブルーライト、遺伝などの関わりも指摘されています。

もともと加齢黄斑変性症は欧米人に多く、日本人には少ない疾患でした。その主な理由としては、欧米人の目が日本人の目に比べ、光刺激（目の老化を促進する原因）に弱いことがあげられます。

最近では日本でも発症数が増加していますが、これは日本人の平均寿命が長くなったことが原因ともいわれています。また、食生活が欧米化したことや、テレビやパソコンの普及により目に光刺激を受ける機会が非常に多くなったことも原因のひとつと考えられています。

主な症状は？

・変視症……ものがゆがんで見える
・視力低下……見たいものがはっきり見えない
・中心暗点……見ているものの中心が欠ける

加齢黄斑変性症の自覚症状は、網膜の中心部が悪くなるので、視野の中心の最もよく見

加齢黄斑変性症の自覚症状

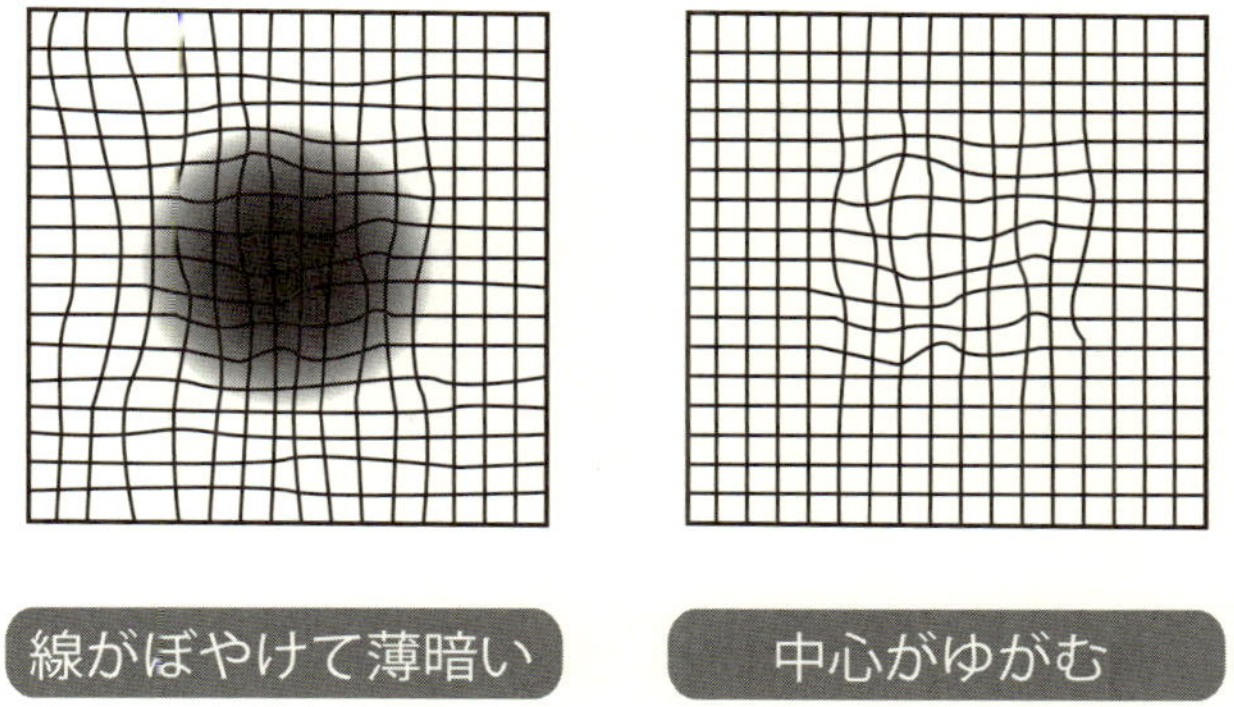

ようとするところが見えにくくなります。病巣が黄斑に限られていれば、見えない部分は中心部だけですが、大きな出血がおこれば、さらに広い範囲で見えにくくなります。

早期発見・早期治療で視力は保つことができるので、普段から時々片目をふさいでものを見て、見え方に異常がないか確認しましょう。

加齢とともに起こりやすくなる飛蚊症

明るいところや青空を見つめたときに、目の前に髪の毛や糸くずなどの浮遊物が飛んで見える場合があります。視線を動かすと一緒に移動しているように感じられ、まばたきをしてもこすっても目を消えません。でも暗いところでは気になりません。

このような症状を「飛蚊症《ひぶんしょう》」と呼んでいます。気にしなくてもいい場合もありますが、病気の徴候として表れることもあります。


目の中央には硝子体といって、ゼリー状の透明な液体が詰まっています。この中に濁りができると明るいものを見たときに、その濁りの影が目の底の網膜に映り細かな糸のように感じるのです。この濁りは老化などによる硝子体の変性、出血、炎症などが原因で起こります。

老眼の時期から徐々に、硝子体はゼリー状から液状に変化し、硝子体はしだいに収縮して網膜から剥がされていきます（硝子体剥離）。このような変化が飛蚊症の原因ですが、小じわや白髪と同じようなもので時の経過による自然な現象です。

また、若い人でも近視の方には硝子体剥離が早期に起こりやすく、しばしば飛蚊症のもととなります。このタイプの飛蚊症と診断された場合には治療の必要性はありません。症状が表れはじめの時期は多少うっとうしいと感じますが、慣れれば問題はありません。

しかしいつか消えるというものではなく、むしろ年々増えると思ったほうがいいでしょう。この加齢による硝子体剥離は病気ではありませんが、場合によって網膜を引き裂くこともあるので注意は必要です。浮遊物が急に増えたら要注意ですのでなるべく早く専門の眼科医による診察が必要です。

コンタクトを使っている人は注意したい角膜感染症

角膜は、いわゆる〝黒目〟にあたる部分で、主としてコラーゲンからなる厚さ約0・5ミリの透明な組織です。カメラでいえばレンズに相当する部分で、外から入ってくる光を屈折させて網膜に像が結ばれるのを助けています。

角膜は大きく3つの構造、外側から順に上皮、実質、内皮からできています。

「角膜感染症」が起こると、目の痛み、目のゴロゴロ感、白目が赤くなる、涙がポロポロ出る、まぶたのピクつきや腫れなど、さまざまな症状が出ます。また、角膜が白く濁って視力が低下することもあります。

原因は、細菌やカビ（真菌）、ウイルスなどの病原体が角膜に感染し、炎症を起こしている状態です。

角膜の表面（上皮）は比較的丈夫な構造で、さらに涙によって守られているので、通常はばい菌に触れただけで角膜感染症になることはありません。でも何らかの原因で異物が上皮を越えて角膜実質の中に入り込むと角膜感染症になってしまいます。

ゴミ、砂、植物の枝葉などによる角膜外傷、コンタクトレンズ装用による角膜表面のキズ、ドライアイ、ステロイド剤の長期点眼などが危険な因子です。流行性角結膜炎、いわゆる〝はやり目〟のときに、油断すると細菌性の角膜炎を起こすことがあります。

対策としては、ドライアイで涙の分泌が低下している人は、感染が起こりやすいことを理解しておきましょう。また、目のゴロゴロ感や痛み、まぶしさなどを感じるときは、早めに眼科へ行きましょう。特に目にゴミが入ったときは、こすらずに流水で洗い流すか、しばらく目を閉じてゴミが涙で流れ出るのを待ちましょう。

コンタクトレンズは適切な取り扱いをし、定期検診を忘れずに。また、目薬をさすとき、容器の先にまつげや手を触れないように気をつけましょう。

優れた眼科を見つけるにはどうしたらいい？

あなたにとって優れた眼科とはどのようなところでしょうか？　インターネットが普及した現在では、口コミサイトなどを見ると「病院がきれい」「先生が優しい」「説明がわかりやすい」などといった意見が、良い眼科として紹介されています。

しかし、私たち眼科の立場から言えば、「視力・屈折検査は眼科の基本」ともいわれ、手術や件数も大事ですが、良い眼科とは「視力・屈折検査をきちんとできるところ」といえます。視力・屈折検査は、初めて眼科を受診するときはもちろん、メガネを作るときや眼科手術前には必ず測定しますが、非常に難しく、経験もいるものです。

この視力・屈折検査をはじめ、眼圧検査、視野検査などさまざまな眼科検査を行うスペシャリストを「視能訓練士（国家資格）」といいます。視能訓練士は、眼科医に的確なデータを提供して眼科医療をサポートし、小児眼科で斜視や弱視など視機能に障害を持つ人に専門的検査や矯正訓練を行うことも重要な仕事です。日本での歴史は浅く、人材も少ないのでまだあまり知られていませんが、視能訓練士が常駐するところは大切な検査に力を入れている眼科といえます。眼科を選ぶ際には、「清潔感」なども大事ですが、今後は視能訓練士の存在にも注目していただきたいと思います。

ほかにも、メガネを処方する際には、単純に度数を測るだけでなく、視力低下の原因となる怖い病気が潜んでいないか、その病気は治療が可能かを見極めることも肝心です。「メガネが本当に必要か」「ほかに適切な方法はないか」「メガネやレンズの種類は何がいいか」などを判断し、適切なアドバイスをしてくれるスタッフの存在も、優れた眼科の目安といえるでしょう。

5章

目の病気のリスクを高めるブルーライトから目を守るために

ブルーライトとは？

ブルーライトは、見える光の中で波長が380～495㎚（ナノメートル）と最も短い青色光のこと。エネルギーが強いので、角膜や水晶体などで吸収されずに目の奥の網膜まで届いてしまいます。

もちろん、太陽光や蛍光灯などにもブルーライトは含まれます。また、パソコンやスマホなど多くの電子機器に使われている白色LEDの白い光は、このブルーライトと黄色光を組み合わせてできたものです。

私たちが普段「光」と呼んでいるのは、ヒトの目で見ることのできる可視光線のことで、波長は赤、橙、黄、緑、青、藍、紫色の7色の光で構成されています。最初に書きましたようにこのうちブルーライトは380～495㎚（ナノメートル）。400nmより短くなると紫外線、700nmより波長が長くなると赤外線と呼ばれます。

ブルーライトは光の波が小さく細かいため散乱しやすく、目はまぶしさや像のにじみ、ぼやけを感じて瞳孔を縮め、一生懸命ピントを合わせようとします。また、1章で説明しました調節機能にも大きな負担がかかります。ブルーライトを長時間浴び続けることで、眼精疲労や不眠症、肥満、がんなどの原因になることもあります。

しかし、現代ではパソコンやスマホ、液晶テレビなどの電子機器はもはや欠かせない存在です。この章ではブルーライトが人体に及ぼす影響や、有効な対策についてお話ししたいと思います。

私たちの目は一日中ブルーライトをあびている

ひと昔前までは日の出とともに活動をはじめ、日の入りとともに寝る暮らしをしていた私たちの生活は、光の技術の発達とともに大変豊かなものになりました。

最近では省エネルギー化、エコとともにLED照明が広く普及し始めています。なかでも白色LEDは人工的に青、緑、赤色の光を重ね合わせて白色光を作っていますが、LEDからはブルーライトが多く発せられています。パソコンをはじめコンビニや街路灯、光のない場所はほとんどありません。現代社会で暮らす私たちは、朝から夜遅くまで、常に過剰な光にさらされた生活を送っていることも忘れてはいけません。

パソコンやスマホのブルーライトが危ない！

ブラウン管テレビから液晶テレビになり、さらにスマートフォンやゲーム機が圧倒的に多くのブルーライトを発しています。

スマホやゲームといえば子どもや学生によるやりすぎが問題になっていますが、ブルーライトの強い影響も含め、目の疲労や近視を誘発する可能性があります。特に、子どもの目は成長過程にあるので大人よりも感受性が強く、外部の影響を受けやすいといえます。また、子どもの目は大人よりも瞳孔が大きいので、目の中に光が入りやすい構造になっています。

そのため、エネルギーの強いブルーライトはより一層の注意が必要です。夜間のスマホやゲームが原因で、睡眠不足や登校できない生徒が増えていることも問題です。

今後はこのブルーライトの量がさらに増えることが予想されます。気づかないうちにブルーライトの影響が出ていた、ということのないようにしたいものです。

ブルーライトがサーカディアンリズムを狂わせる

明るくなると目が覚めて、暗くなると眠くなる体のリズムのことを「サーカディアンリズム（概日《がいじつ》リズム）」と呼びます。このサーカディアンリズムが乱れるとがんや肥満、高血圧、睡眠障害、うつになりやすいことがわかっています。ブルーライトが直接これらの病気に結びついている医学的根拠は十分ではありませんが、少なくともブルーライトがサーカディアンリズムと関係していることは間違いないようです。

私たちの目がブルーライトを多量に浴びると、眠気を誘発する「メラトニン」の産生量が減少します。するとサーカディアンリズムが乱れ、徹夜明けや時差ぼけのように一日のリズムがくずれて健康に悪影響が出てくるのです。

寝る前にパソコンやスマホを使っていませんか？

さきほどブルーライトがサーカディアンリズムに影響するというお話をしました。皆さんは、夜中にスマホでメールやゲームをやっていたら「目が冴えて眠れなかった」という

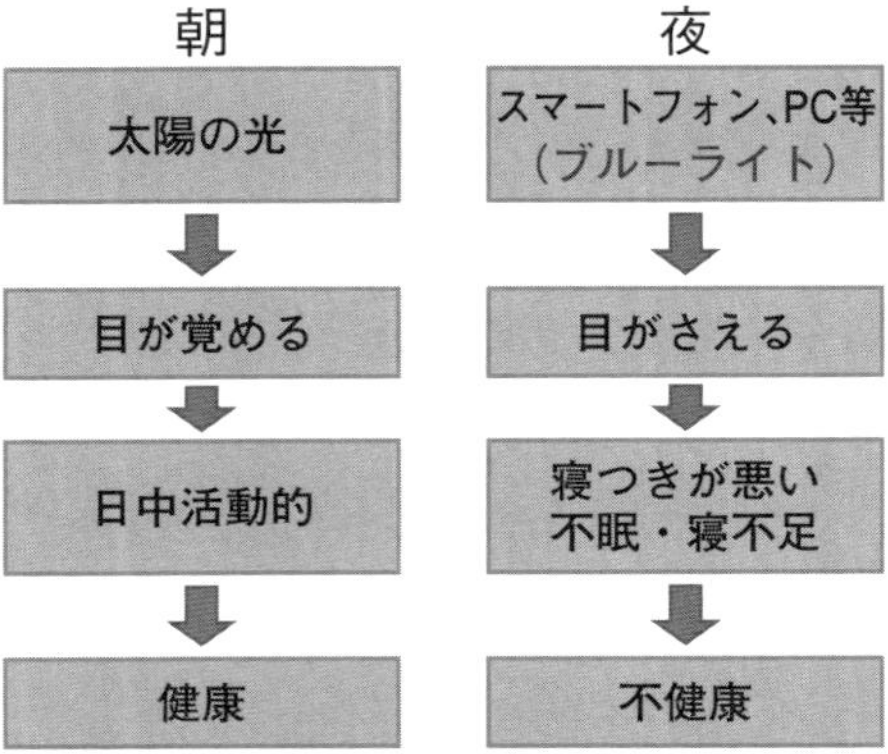

※既に、時計遺伝子や体内のホルモンバランス異常、自律神経への悪影響などが明らかになっています。

経験はありませんか。

これは夜間にブルーライトを浴びすぎたため、自然な眠りを誘うメラトニンの分泌が抑えられたからといえます。毎日続けていると徐々に眠れない日が続き、自律神経や体内時計が崩れ、朝も起きられず体調はどんどん悪くなります。しかし、残念ながらこれがブルーライトのせいだと認識している人はまだ少ないようです。

最悪の場合失明する病気。加齢黄斑変性症との関連

ブルーライトは高いエネルギーを持つため、角膜や水晶体に吸収されず、そのまま網膜の

一番大事なところの黄斑部にダメージを与えます。刺激性も高いので、加齢黄斑変性症を引き起こす原因のひとつと考えられています。加齢黄斑変性症については4章で詳しく説明しましたが、アメリカでは65歳以上の失明原因の第一位です。日本でも急速に増え、パソコンやスマホなどによるブルーライトの影響が指摘され始めています。

生活の中でブルーライトと上手につきあうには

では、この現代社会でブルーライトと上手につきあうにはどうすればよいのでしょうか。

まずは、ブルーライトを浴びる時間をコントロールし、最小限に抑えることが大切です。

ほかにもポイントをあげてみましたので、できることから始めてみましょう。

・夜間、特に寝る前の1時間はパソコンやスマホなどは使わない
（どうしても使わざるを得ない場合は、ブルーライト対策用のメガネを使用する）
・パソコンやスマホのディスプレイの明るさを下げる、青色光のみ輝度を下げる
・ブルーライト軽減アプリを使用する

・ブルーライト対策の液晶フィルムを貼る
・寝床の照明の光の量を調節する
・ブルーライトの少ない黄色や橙色の照明、白熱灯や蛍光灯を利用する
・起床したらすぐに窓を開け、太陽光を浴びる
・眼科医や視能訓練士に相談する

ブルーライトの量や明るさを制限し、サーカディアンリズムを整えることで、夜になれば自然と眠気が出てきます。現代社会で欠かせない便利な機器と上手につきあっていくためにも、ブルーライトの影響を最小限に抑えて快い毎日を過ごしてください。

6章

目の老化を防ぐ食事ってあるの？

サプリメントはほどほどに

食事に関して具体的な話に入る前に、ひとつ大事なことがあります。それは、「サプリメントへの依存は考えものだ」ということです。最近では、眼精疲労用やダイエット用などさまざまなサプリメントが多数販売されています。サプリメントは決して悪いものではありませんが、医師にほかの薬を処方されている場合は飲み合わせにも注意が必要なので、飲む時間や服用方法などを充分に相談してください。

また、薬との組み合わせによっては、サプリメントがマイナスの働きをする可能性もあります。サプリメント自体を否定しているわけではなく、現に私もカルシウムや鉄分などのサプリメントを摂っていますし、適切に活用することは良いことだと思います。ストレスが多い現代人や食物からの栄養素だけでは足りない人、仕事の環境により満足に食べられない場合など、さまざまな目的のためには、サプリメントを補助的に使うことは賢い選択だと思います。

しかしビタミンは本来、食事からとるべきものです。ビタミンの過剰摂取の背景には、食事に手間と暇をかけることができない状況なのに、健康志向を目指す現代人の健康不安があります。

食生活を改善したいが、時間が足りないので、いわゆるサプリメントに頼ってしまいがち。特定のビタミンを過剰にとると過剰症、主に神経症などが起きます。もし、ビタミンをとるならば、単品のビタミン剤は避けて複合型のビタミン剤をとるようにしましょう。

目によい栄養素、ルテインに注目

目によい食品といえば、たいていの人が真っ先にブルーベリーを思い浮かべるのではないでしょうか。

最近はブルーベリーだけでなく、さまざまな「目によいといわれる」栄養素が話題になっています。ここ数年、にわかに脚光を浴びはじめた「ルテイン」という名前をご存じでしょうか？　目の機能や疾患に効果があるとして話題となっている栄養素です。

特に、ほうれん草やブロッコリーなどに含有量が高いことが知られています。かぼちゃやにんじんなどよりも、ルテインの含有量はずっと多いのです。

ルテインには強い抗酸化作用があります。抗酸化物質は人間の体内では、目の水晶体と網膜の中心にある「黄斑部」に蓄積されることがわかっています。この「黄斑部」は、ものを見る機能の中枢といえる、重要な役割を負っている部分です。何百という光を受容する細胞が存在しています。それだけに、光に含まれる紫外線などによる「酸化ダメージ」を非常に受けやすい場所です。

眼球内でレンズ役を果たす水晶体や、光の画像を電気信号に変換する網膜、特にその中心部である黄斑には、このルテインが、非常に多く含まれていることが知られています。

目に多く含まれている理由としては、ルテインには可視光のなかでも網膜にダメージを与えるブルーライトを吸収する性質があるため、眼球のより奥のほうにある網膜や黄斑をブルーライトから守るフィルターの役目を果たしているのではないか、という指摘があります。

そこでルテインの出番になります。「黄斑部」が光の酸化ダメージにさらされると、蓄積されたルテインが必要に応じて消費されます。〝酸化〟は、過剰になった「活性酸素」が引き起こすと言われています。

実際の目の病気では、初期の加齢黄斑変性症や白内障の予防にも有効だとされています。

「活性酸素」は目に限らず、体のさまざまな部分や機能を老化させる〝悪者〟として知られた存在です。この活性酸素による酸化のダメージから目を守ってくれているのがルテインなのです。

肉食中心の食事やブルーライトで若い人も目の病気になる

白内障も加齢黄斑変性症も、本来は「加齢が原因とされ、主に高齢者が発症する」「欧米先進国に多く、日本では患者数がさほど多くなかった」という背景がありました。

ただ、それも「今までは」という話で、ここ数年来、日本国内でも患者数が急増しています。ことに、30代・40代といった若い世代の間でも発症する例が多くなっているのが現状です。

原因としては、まず「肉食中心で緑黄色野菜が不足」「体内で作られるルテインの量が不足」など、〝食生活の欧米化〟が挙げられ、活性酸素への対抗力が弱まった結果だといえます。

〝現代人の生活習慣の変化〟も指摘されていますが、なかでも、問題とされるのが、ブルーライトの存在です。

ブルーライトのことは5章でも書きましたが、人体に有害な光線としてよく知られる紫外線のほか、蛍光灯や電球の光、テレビやパソコンなどのモニター機器が発する人工光にも多く含まれます。このブルーライトにもまた、紫外線と同じように活性酸素を増やす作用があるのです。

日常的に高エネルギーの人工光線ブルーライトにさらされているのが現代人です。それを考えると、活性酸素による目の病気のリスクが高くなるのは、ある意味当然といえるでしょう。

ビタミンやルテインをとって加齢黄斑変性症を防ぐ

すでに述べたように、加齢黄斑変性症は、加齢に伴って発症しやすくなる病気です。老化は避けられない現象なので完全に予防することは難しいかもしれません。前述したようにもともと日本には少なく、食文化の欧米化が原因で増加し始めた病気なので、若いうちから食生活に気をつければ発症を予防する効果が期待できます。

肉食を控え、野菜をたっぷり食べることがおすすめです。また抗酸化作用のある栄養素を意識して摂取すると、加齢黄斑変性症を予防することができるといわれています。抗酸化作用のあるビタミンA・C・E、ルテインを摂取しましょう。

活性酸素を抑制する成分として、ルテインのほかにゼアキサンチンがあります。これはトウモロコシや卵黄に比較的多く含まれます。実際の食事では、緑色の野菜と卵黄を少なくとも数日に一度は食べるように意識すれば、ルテインとゼアキサンチンを十分に摂取できると思います

ビタミン類は、目に必ず必要な栄養素

人はとかく、マスコミが大きく取り上げた新しい成分に関心が集中する傾向がありますが、目によい栄養素としては、昔から知られる各種のビタミン類も欠かせません。そこで、ビタミンにはどのような性質があり、食生活ではどのようなことに留意すればいいのかを紹介します。

目にとって必須のビタミンA

ビタミンAは、脂溶性のビタミンです。体全体の上皮組織、粘膜を保護する働きがあります。そしてビタミンAは、目の粘膜である「角膜」と「結膜」を保護します。粘膜である「結膜」は、目の表面を乾燥から守るために、粘液を分泌します。これが涙の土台になります。ところがビタミンAが不足すると、粘膜である「結膜」が荒れてしまうので、涙の土台となる粘液も分泌されにくくなります。その結果、涙がうまく循環せずに角膜や結膜が乾燥することになり、ドライアイ、角膜炎、結膜炎を引き起こします。

ほかにも、ビタミンAは目の網膜の新陳代謝を高めるため、網膜の病気（「夜盲症」という病気はよく知られています）の予防になると考えられます。ビタミンAは、網膜にある色素「ロドプシン」の素材です。ロドプシンは、うす暗いところではたらく細胞なので、ビタミンAには暗い場所に徐々に目が慣れていく「暗順応」を高める働きもあります。

ビタミンAを特に多く含む食品には、うなぎや豚、鶏のレバーがあります。また、体内でビタミンAになるβカロテンの形で、ニンジン、カボチャ、ホウレン草などの緑黄野菜にも多く含まれています。

サプリメントを利用する場合はは過剰摂取になりやすいので、とり過ぎには要注意。ただし、これはビタミンAを直接とる場合のことで、体内で必要量だけがビタミンAに合成されるβカロテンはその限りではありません。とり過ぎを心配することなく食べられるニンジンやホウレン草、小松菜、カボチャなどの緑黄色野菜は、毎日の食事におおいに取り入れましょう。

目の老化防止にはビタミンC

ビタミン類は人体にとって必要ですが、体内で生成することができません。中でもビタミンCは抗酸化作用を持ち、老化の原因といわれる活性酸素から体を守ってくれます。

ビタミンCは、毛細血管、皮膚、粘膜、骨などの細胞組織を丈夫にする栄養素です。そして、細菌やウィルスに対して抵抗力を増殖する働きもあります。目に関しては、紫外線などからのダメージを防ぎ、水晶体の透明度を保ちます。また、涙にも少量含まれていて、細菌などから目を守りリフレッシュさせる働きがあるため、白内障や老眼の予防効果も期待されます。

なお、ビタミンCの働きで見逃すことができないのは、生活習慣病の原因となる過酸化脂質を抑え、コレステロールを低下させることです。さらに、ストレスを予防する効果もあり、結果的に目の病気を遠ざける作用が大いに期待できるビタミンといえます。

また、喫煙は体内のビタミンC濃度を大きく引き下げます。目の健康のためにも禁煙にぜひチャレンジしてください。

疲れ目にはビタミンB群

ビタミンB群に共通した体への作用は、タンパク質や糖質の吸収を助け、細胞の成長と再生力を高めて老化を防ぐことです。また、神経や筋肉の働きを活性化させることも大きな特徴です。

特に、ビタミンB群は皮膚、髪などを作るために欠かせない栄養素で、目の粘膜組織を正常な状態に保つためにも重要な役割を果たしています。そして、体調を整え、精神の安定に寄与し、心身のストレス予防にも貢献しています。

ビタミンB_1が不足して起こる病気としては「脚気《かっけ》」が有名ですが、目に関しては視神経の信号伝達に必要とされ、不足すると視力低下が見られます。また、ビタミンB_{12}が欠乏すると、皮膚や粘膜がただれたり、炎症を起こすこともあります。症状が目におよんで角膜や結膜に異常が発生すれば、眼精疲労など目にさまざまなトラブルも起こります。

ビタミンB_1とB_{12}を多く含む食品は、豚肉、鶏肉、レバーなどの肉類、うなぎ、かつお、さば、いわし、牡蠣などの魚貝類、鶏卵、牛乳などがあげられます。

目の下の青クマ解消にはビタミンEが有効

脂溶性ビタミンであるビタミンEは、強い抗酸化作用でアンチエイジングに効果がある栄養素として有名です。

目の病気でいえば、特に白内障と加齢黄斑変性症に有効とされています。抗酸化作用を通じて白内障や加齢黄斑変性、網膜の損傷などを防ぎ、血行促進効果による疲れ目の改善を狙って目薬などにもよく含まれています。でも、ビタミンEの効果はそれだけではありません。

たとえば目の下にできるクマ。目元がどんよりと青黒く見えるクマは「青クマ」と呼ばれ、目元の血行不良が原因とされます。

目の疲れや寝不足、ストレスや喫煙など、血行不良の原因は人によりさまざまですが、ビタミンEには血管を拡張して血行不良を改善する効果があるといわれています。

寝不足やストレスが続くと、自律神経の交感神経が刺激され、自律神経が乱れることが青クマの原因です。自律神経には血管を拡張・収縮させて血液量をコントロールする働きがあり、これが乱れると血管が縮み、血行不良になってしまうのです。

また、女性ホルモンの乱れも血行不良の原因ですが、ビタミンEには自律神経と女性ホルモンのバランスを整える効果もあります。つまり、ビタミンEの血行促進作用、自律神経、女性ホルモンを整える働きが、青クマ対策に役立ってくれるのです。

ビタミンEはナッツ類や植物油に多く含まれていますが、その中でも有名なのがアーモンド。アーモンドを1日25粒くらい食べると、1日に必要なビタミンEを摂取できるといわれています。

もちろん、食品からではなくサプリメントなどを利用してもいいのですが、ビタミンEは過剰摂取すると骨粗しょう症のリスクが高まるので、過剰摂取には十分注意しましょう。

また、ビタミンEは口からだけではなく皮膚からも吸収されるので、化粧品でも血行促進効果があるようです。ビタミンEを上手に利用して、爽やかな目元を目指しましょう。

毎日の食卓に取り入れたい魚料理

血液をサラサラにして、健康維持に欠かせないといわれるDHA（ドコサヘキサエン酸）は、不飽和脂肪酸のひとつで、魚の脂に多く含まれています。「脂」と聞くと敬遠される人も多いと思いますが、豚や牛などの飽和脂肪酸とはまったく別物で、血中コレステロール値を下げる働きがあり、生活習慣病の予防にもなります。

これは魚に特有なもので、牛や豚、鶏などの肉や牛乳にはほとんど含まれていません。また、人の体内ではほとんど作り出すことができません。

幸いなことに、日本には新鮮でおいしい魚がたくさん身近にあります。特に、旬の時期で脂のたっぷりのった青背の大衆魚、アジ、イワシ、サバ、サンマなどは、DHAの宝庫です。また、マグロのトロの部分やサケなどにも豊富に含まれ、大きな魚の目の周りの筋肉には大量に含まれるといわれています。

青魚が苦手という人もいるでしょうが、食生活での魚と肉のバランスを見直し、主菜にできるだけ魚を食べるように意識しましょう。

青魚の脂「DHA」は視力回復に効果あり

ＤＨＡは脳に多く存在するといわれていますが、実は脳よりも多くＤＨＡが含まれているのが目です。

目で見たものは、網膜や視神経を通って、脳に伝わることで初めて視覚情報として認識されます。ＤＨＡは脳細胞の原料となるだけでなく、網膜や視神経など目の重要な組織に欠かせないものです。しっかりと摂取することで、視覚からの情報をスムーズに脳に伝えることができ、視力、主に見え方の質に良いといわれています。

緑黄色野菜が目にいいのと同じで、基本的に体に良いものは、目に直結する視力や見え方の質にも良い食べ物とされます。ＤＨＡが目に良いポイントは、目は脳の一部で、血液の流れがとても重要だということです。

最近の研究によって、視神経が健全に機能するためには、大量のＤＨＡが必要ということもわかってきました。ＤＨＡの摂取量が極端に足りないと、視力障害を招くことになります。逆にＤＨＡをバランスよく摂取することで、視力回復、老眼の改善、目の疲れを抑える、などの効果が表れてきます。

目のＤＨＡ濃度は脳より高い

頭にいい物質が目にもいいとは、なんだかでき過ぎた話に聞こえるかもしれませんが、実はこれは非常に理にかなったことなのです。なぜなら、脳と目は、母親の胎内で胎児が成長する過程で、同じ細胞から枝分かれした組織だからです。

脳と目は、いわば双子の兄弟のような関係にあります。したがって、脳に不可欠なＤＨＡが目にも不可欠であることは容易に想像がつくでしょう。

さきほども少しふれましたが、重要な点は、目の中には脳以上に高濃度のＤＨＡが存在していることです。目は、体の中で最も高濃度のＤＨＡを含む部位なのです。

目の疲れには亜鉛も

亜鉛も目にとってなくてはならない栄養素のひとつです。それは、目の中の「網膜」という、外から入ってきた光を感じる部分に亜鉛がたくさん使われているからです。

亜鉛が欠乏すると夜盲症になるのと同じように、目の光をキャッチする能力が弱くなるので目が疲れやすくなります。また、目は神経組織のひとつです。亜鉛は中枢神経系の機能に関わるので、亜鉛が不足すると神経伝達がスムーズにいかなくなります。

亜鉛が不足して視神経がうまく働かないと、ものが見えにくくなります。働きが鈍くなった神経を使って一生懸命ものを見ようとするので、当然疲れやすくなります。

同じような理由から、亜鉛が不足すると聴覚や嗅覚も鈍ってきます。私たち人間は五感（視覚、聴覚、嗅覚、味覚、触覚）、そして平衡覚をフルに使って、さまざまな情報を外界から取り込んでいます。亜鉛が不足すると、このうちの特殊感覚と呼ばれる五感が鈍くなる可能性があります。

亜鉛は、目だけでなく全身の健康維持のためにも、日頃からきちんと摂取しておきたい栄養素といえるでしょう。亜鉛を多く含む食材には、牡蠣やウナギ、レバー、鶏卵などがあります。

ブルーベリーで目はよくなるの？

ブルーベリーには〝アントシアニン〟という、フラボノイドやポリフェノールと呼ばれる栄養素の一種が含まれています。自然界の紫色の植物にはごく一般的に含まれている色素ですが、レタスや大根、ニンジンなど見た目が紫色でなくても、色の成分のひとつとして少量含まれていることもあります。

網膜には光に反応する組織がありますが、その反応が網膜の奥にある視神経を通して脳に伝えられ、脳がその信号を解読して「ものが見える」ことになります。この光に反応する分子が「ロドプシン」と呼ばれる色素体です。

しかし、眼を酷使すると「ロドプシン」の分解がどんどん進み、再合成が間に合わなくなる場合があります。その結果、暗いところでものが見えにくくなるのです。

ここで〝アントシアニン〟の登場です。〝アントシアニン〟には「ロドプシン」の再合成を促す働きがあります。ブルーベリーの効果を確かめる最初の臨床実験は、1964年にヨーロッパの研究者たちによって行われました。その結果、「網膜の光に対する反応が高まる」「薄明かりの中での見え方が改善される」ということがわかりました。

また、その後の実験で、夜盲症（薄暗くなると物が見えにくくなる症状）患者にブルーベリーエキスを投与すると、網膜の光感受性が改善されたという報告もあります。

さらに、ブルーベリーは強い抗酸化作用があり、一定量以上を摂取することで筋肉疲労を防いだり、疲労を早期に回復させたりする効果があることが確認されています。筋肉の疲労回復効果があるので、目のピントを合わせる毛様体筋の疲労をとり、疲れ目や眼精疲労の回復にはある程度効果があるかもしれません。

しかし、私の今までの臨床経験から言うと、持続性はなく、たくさんの広告でうたわれているように目の病気を防ぎ、また視力が良くなるといった効果は少ないように思います。

みなさんもご承知でしょうが、「これさえ食べていれば、○○がよくなる」という考え方は誤った認識です。

「ブルーベリーブーム」の背景には、そんな間違った認識もあるのかもしれません。

ぜひ、身体の健康だけでなく、目の健康のためにも、緑黄色野菜や魚を十分に摂って、バランスのとれた食生活を送ってください。

メグスリノキって何?

メグスリノキとはカエデ科の落葉樹で、古くから「飲む目薬」として眼病予防などで、目薬や樹皮を煎じて利用されてきました。樹皮や幹、葉などには、タンニン、カテキン、ロドデンドロンなどが含まれていることが確認されています。

結膜炎をはじめ、ただれ目、はやり目（流行性角結膜炎）、ものもらい（麦粒腫）などによく効き、目の健康に役立つとされてきました。

メグスリノキは利尿作用があり排尿が促進されることで、腎臓はもちろん、肝臓の機能もよくなるといわれています。その他動脈硬化を予防する効果や血糖値を下げる効果もあると言われています。

最近では、このエキスを抽出したお茶やサプリメントもあるので、疲れ目予防など毎日の生活に手軽に取り入れることができそうです。

結局大事なのは「バランスよく食べること」

目も体と同じです。健康対策として運動はもちろんですが、食事は対策の両輪となります。栄養素としては、炭水化物、タンパク質、脂質の三大栄養素と、ビタミン、ミネラル、食物繊維があげられます。さまざまな食品をバランスよく摂取し、人体が必要とする栄養素をまんべんなく取り入れることが大切です。

そうした食事バランスの目安として、国は「食事バランスガイド」を発表しています。コマの絵を上から5つに分けて、多く食べてよいもの（主食：ごはん、パン、麺類など）はコマの一番上の太い部分、食べ過ぎないようにするもの（果物）は、コマの最も下の細い部分になります。

その間に上から副菜（野菜、きのこ、芋、海藻料理）と主菜（肉、魚、卵、豆類料理）、牛乳・乳製品が並んでいます。これらをバランスよく食べなかったり、運動しないとコマは回らない（倒れてしまう）ということです。

食事のバランスについては、1日の食事量、内容に疑問があれば、ぜひかかりつけ医に

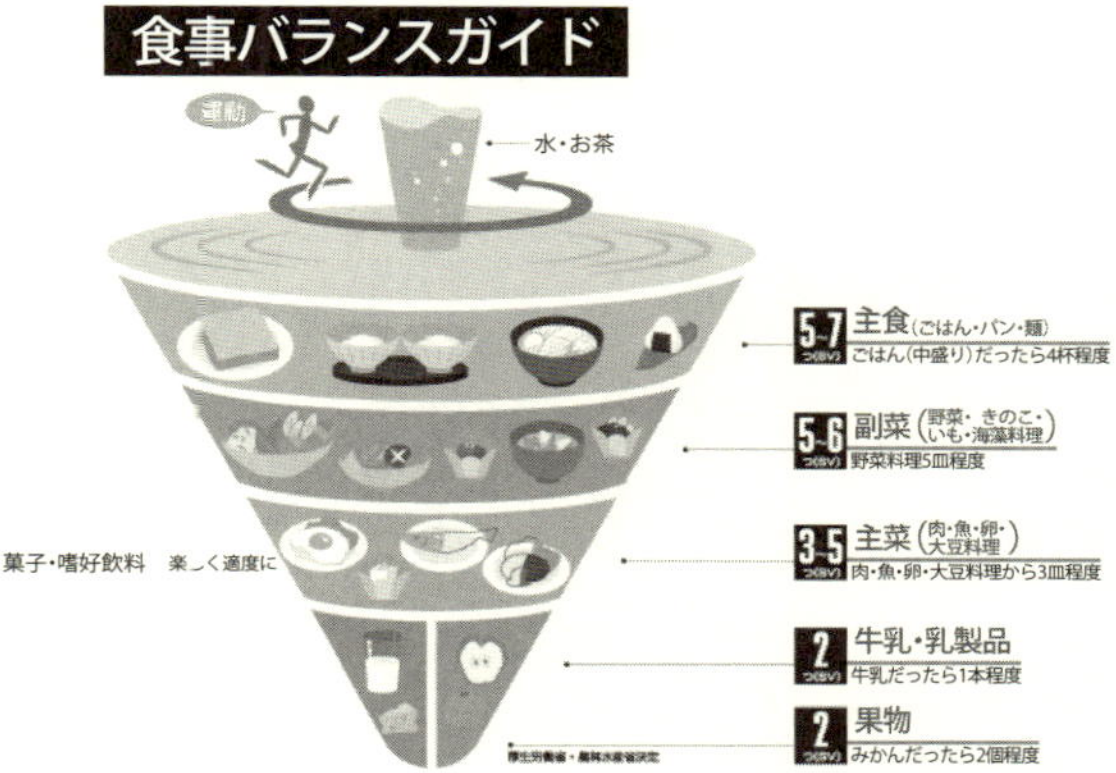

出典：「食事のバランスガイド」農林水産省・厚生労働省　2006

相談してみましょう。目によい食材や栄養素に関しては、ほんの少し意識して増やす程度でかまいません。過度にブルーベリーを増やすことは意味がありません。

この章の最初でも述べたように、本当に健康によい食生活上の注意とは、ごく当たり前のこと。結局はいろいろなものをバランスよく、偏りなく食べることが目にとっても大事なのです。

「よく噛むこと」は目の健康にも影響する

人間が食事のときに噛む回数「咀嚼回数」は、時代が進むにつれて変化してきています。「咀嚼」とは、口に運ばれてきた食べ物を歯で細かく噛み砕くことをいいます。

現代では食の欧米化も進み、食事の際に噛む回数はだいたい600回ほどで、食事時間は約10分程度といわれています。戦前では咀嚼回数が約1400回、食事時間は20分程度でした。

さらに時代をさかのぼると、鎌倉時代で2600回、食事時間は約30分。弥生時代ではなんと、咀嚼回数は約4000回弱で、食事時間は約1時間にもなります。現代と弥生時代では、なぜこんなにも咀嚼回数が違うのでしょうか?

現代では、やわらかくて食べやすいものが好まれる傾向にあります。ハンバーグやパン、スパゲッティー、牛丼におそば。時間がない人がすぐに食べられるものや手軽なものです。やわらかく食べやすい食べ物は、忙しい人々に多く利用されています。

弥生時代では、穀物の米、あわ、ひえやどんぐり、くるみなど木の実を中心とした食生活でした。噛みごたえのあるものが中心で、どれも硬いので多くの回数を噛まなければ飲み込めないものばかりです。

食品の加工技術の向上とともに咀嚼回数は減ってきました。そのため、現代の咀嚼回数は弥生時代に比べ大幅に減少しているのです。咀嚼回数が減ることでさまざまな問題が起きます。

小さな頃からやわらかいものばかり食べてしまうと、顎の骨がきちんと発達しません。弥生時代の人と顎の骨の状態や大きさを比べると、現代の人のほうが退化し小さくなっています。

小さな頃から適切に咀嚼することで顎の骨は正常に発達し、しっかりと咀嚼することで消化吸収を助けてくれます。そして不正咬合や顎関節症なども防ぐことができます。

たくさん噛むことで唾液が多く出ます。唾液中に含まれる成分の中には、消化を助けるもの、悪い菌を退治する抗菌、殺菌作用、骨や歯の発達を促進するホルモンや歯の再石灰化を促すなど、たくさんの働きがあります。これらがお口の中を清潔に保ち、歯周病や虫歯を予防してくれます。

目にも良い影響があります。一般的に咀嚼の回数が増えれば自然にまばたきの回数も増えるので、2章で述べましたドライアイや眼精疲労の改善にも効果があります。しっかりと咀嚼することは、口の中だけでなく目の健康につながるのです。

咀嚼回数をUPさせるコツ

・よく噛んで食べる。「ひと口30回」を目安に
・歯ごたえのある食材を取り入れる
・調理の方法にもひと工夫。少し歯ごたえが残るくらいに
・ひと口の量を少なめに
・急がずゆっくりと食事をする

このようにいつもの食事を少し変えてみるだけで、咀嚼回数を増やすことができます。
時間のゆっくり取れる夕飯からまず試してみてはいかがでしょうか?

7章

メガネを選ぶときに注意すべきこととは？

視力矯正にはさまざまな方法がある

視力矯正の方法には　①メガネ　②コンタクトレンズ　③オルソケラトロジー　④レーシックなどがあります。これらについて説明したいと思います。

1．メガネ

近視や遠視、乱視などの矯正に最も一般的な方法です。メガネにはいくつか種類があります。

・単焦点レンズ

遠視や近視、乱視を矯正するメガネのことです。

・累進レンズ

遠近両用のレンズです。遠用部と近用部に境目がなく度数が変化するレンズです。初めての方など慣れるのに時間がかかる場合もありますが慣れてしまうと非常に便利です。

・二重焦点レンズ

ハードレンズとソフトレンズの特徴

	ハードコンタクトレンズ	ソフトコンタクトレンズ
視力矯正力	ソフトレンズに比べ優れている	ハードレンズに比べ劣る
乱視	乱視矯正に優れる	乱視矯正が劣る
装用感	慣れるまで違和感がある	初めての方でも慣れやすい
耐久性	耐久性に優れる	耐久性がやや劣る
種類	少ない	使い捨てなど種類が豊富
その他	ゴミが入ると痛い ずれやすい・外れやすい	汚れを取り込みやすい 眼障害に気づきにくい

遠距離と近距離の二つの目的距離にそれぞれの度を合わせた二重焦点（バイフォーカル）レンズです。累進レンズに比べて近用の視野が広い、視野ゆがみも少ないなどの長所がありますが、遠用部から近用部の境目で急に遠近感などが狂ったりするので注意が必要です。

※遠近両用メガネについては8章で詳しく説明いたします。

2. コンタクトレンズ

コンタクトレンズは、プラスチックのレンズを角膜（黒目）の上にのせて視力を矯正するもので、メガネに比べ見え方が自然で視力矯正に優れています。また、1日の使い捨てレンズやカラーレンズなどさまざまなコンタクトレンズがあります。

しかしながらコンタクトレンズは、2005年4月1日から薬事法改正により、「医療機器」から人体に対するリスクが高いものとされ、副作用・機能障害を生じた場合、人の生命・健康に重大な影響を与えるおそれがある「高度管理医療機器」の心臓ペースメーカーの次にリスクが高いとされる「クラスⅢ」に分類されています。

コンタクトレンズを安全に使うには、取り扱いに際しての細心の注意とレンズや使用方法についての正しい知識が必要です。コンタクトレンズを購入する際には、必ず眼科専門医の診察・検査・処方を受けてから購入することが必要です。

コンタクトレンズには、大きく分けて「ハードコンタクトレンズ」と「ソフトコンタクトレンズ」があります。前頁の表はこれらの特徴を比較しまとめたものです。

3. オルソケラトロジー

特殊なデザインの高酸素透過性コンタクトレンズを装用し、角膜の形状を矯正し、視力回復させる角膜矯正療法のことです。今までのコンタクトレンズとは逆の使い方で、夜寝るときにレンズを装用し、朝起きて外すだけで角膜の形状が変化し視力が回復します。回復した視力は一定期間維持され、日中は裸眼でもよく見えるようになります。ただし、レンズは毎日装用する必要があり、近視が治るわけではありません。

4．屈折矯正手術（レーシック）

レーシック手術はマイクロケラトームという特殊な機械を使用し、まず角膜の表面を剥がすことで蓋の役割をするフラップを作り、その下の角膜実質層（※）にエキシマレーザーを照射して角膜のカーブを変えることで近視や乱視などを矯正し、最初に作ったフラップをもとに戻すという手術です。矯正効果は高く、すぐに効果が表れます。

※角膜実質層とは、角膜の厚みの90パーセントほどを占める層で、厚みは約0・4～0・5ミリ程度です。

注）オルソケラトロジーやレーシックは効果に個人差があり、また実施できる年齢や目の状態にも制限があるので、眼科で医師の指示に従ってください。

老眼は自然の摂理。老眼が人生の価値転換を教えてくれる

私たちの体は、どこかに放置できない問題が起きると、さまざまなサインを出して危険を知らせます。たとえば、のどが渇くのは体が水分の補給が必要であること知らせているからであり、ジョギングや筋肉トレーニングなどのし過ぎで筋肉痛になるのは、筋肉を休ませよというサインです。

また、「疲労感」も漠然とはしていますが、休息せよという体のサインです。年をとると、さほど無理をしているつもりがなくても疲れることが多くなります。「若い時のようにはいきませんよ、体力を蓄えなさい」と体が言っているのです。

加齢とともに始まる老眼も同じです。50歳あたりを境にして近くのものが見えにくくなるのは、「そろそろライフスタイルを変える時期ですよ」という合図とも受け取れます。

平均寿命が大幅に伸びた現代日本では、老眼を自覚することよって初めて自分が老いてきたことを思い知らされる人が多いわけですが、新しい生き方を考える人生の好機ととらえてはいかがでしょうか。

メガネがない昔は、50歳頃に仕事を引退し、隠居の身になるのが普通でした。隠居というと世捨て人のように感じるかもしれませんが、昔は知恵袋を持った長老として大切にされていました。

老眼を機に、目を酷使する仕事のやり方を変えるとともに、目以外の健康にも注意する。若い世代の人々にこれまで培った知識や技術、ものの考え方を伝える方向にかじを切ることが、自然の節理ではないでしょうか。

もちろん、平均寿命の伸びた現代では、老眼は隠居を意味するものではありませんから、落胆する必要はまったくありません。しかし、体のほうも自覚症状がないだけで、漢方でいう「未病」の状態になっているはずです。

未病とは、病気といえる症状はまだ出ていないが、見えないところでさまざまな問題が起こっている、いわば半病人のような状態です。たとえば、高血圧、高血糖値、高コレステロールなどがあるような場合です。

老眼のサインが出たら、若い時のようにがむしゃらに頑張るのではなく、これまでの豊かな人生経験を別の形で会社や社会に還元し、若い世代のお手本となるといった道もあるでしょう。

老眼対策から話がだいぶそれましたが、老眼は自然の摂理です。普段の生活で不自由を感じるほど進んできたら、無理をしないで目に合ったメガネをかけましょう。後に、「自分に合ったメガネ」とはどういうものかについてお話しします。

「メガネ嫌い」と「合わないレンズ」

メガネを作ったことのある人が「メガネ嫌い」になる意外に多い理由に、レンズが自分の目に合っていないということがあります。ところが多くの人がそれに気づかず、「鼻が痛い」「耳が痛い」「重たくていやだ」などと、フレームのせいにするのです。

本当はレンズが合っていなくてメガネが嫌になったのに、他の理由を見つけ出す。こうした心理はメガネ以外でも、人間によくあることです。フレームの不具合は眼鏡店に行けば簡単な調整で済む問題ですから、まずはメガネをかけることに慣れること。それでもだめならレンズが合っていないことを疑ったほうがよいでしょう。

また、レンズが合っていないのではないかと薄々感じながらも、我慢して使用している人もいます。だんだんイライラしてきてメガネ嫌いになるのです。長く使っていて度が進んでいるのに、「まだ何とかピントが合わせられる」と言って使っていると、自分の顔と印刷物の距離を前後させたり、メガネをずらして裸眼で見ようとする動作をするようになります。

これこそ、はた目には老眼に四苦八苦しているように映ってしまいますよね。こうして現実を軽視していると、やがて目の不調を訴えることになりかねません。

特に、若い時から視力1・0以上をキープしてきた「目のよい人」が、初めて老眼鏡を作る場合には、メガネに対する抵抗感が強いようです。近視の人ならレンズを遠近両用に変えるだけで済むのですが、心身ともにまだ若いと思っていた人が「目の老化」という現実を受け入れるのには、精神的にも時間がかかるようです。

しかし、先にも述べたように、老眼は自然の摂理です。「老眼」という名称がよくないのかもしれませんが、現実には現代は40代から老眼が始まるのは普通のことです。

特に現代人は、パソコンやスマホをはじめとするデジタル機器に囲まれた生活によって、目に多大な負担をかけています。近視を防ぎ、老眼になる年齢を遅らせる正しい目の習慣や、メガネについての正しい知識を身につけることが、さまざまな目の疾患と、目からくる全身の不調を防ぐ上で欠かせません。

20代や30代でも老眼になる？　目の調節力と持久力

目の調節力は加齢によって低下することはお話ししました。これがいわゆる老眼で、年齢は、40～45歳とされています。しかし最近、「眼が疲れる、近くのものが見づらくなった」と、20代の女性が来院されました。検査してみると器質的な病気はなく、調節力が減弱し近方視力は0．3、それは明らかに老眼（調節力の低下）の初期症状で、その診断結果を説明しましたが、本人やご家族は驚かれたようです。お聞きすると、毎日寝る間も惜しんでスマホやパソコンに熱中していたそうです。

実は近年、スマホやパソコンなどの情報機器の使用から、老眼を発症する年齢が早くなり、早い人で20代後半くらいから老眼の兆候が現れる方もいます。自分では老眼と気づいていなくても、「近くが見づらい」という症状を抱える人は少なくありません。もちろん、身体と同様に目の老化にも個人差があるので、もっと早く調節力が低下する人もいれば、そうでない人もいます。また目の疲れが慢性化していたり、ドライアイを発症している場合などは、早い老眼の始まりを誘発することもあります。

この患者さんは目を酷使しつづけた結果、「近くを見る」という目の機能が衰え、近くのものにピントが合わせづらくなってしまった、「老眼」というより、まさに「労眼」ですね。

まだ関係ないと思っている若い時代から目を大切に扱うことが調節力を保つ上で重要になります。特に今は、30歳〜40歳代の約90パーセントがコンピュータ機器を使用している時代です。パソコンのなかった時代に比べて、目の疲れや痛みを感じている人は急増しており、このままでは老眼が始まる年齢がどんどん下がっていくのではないかと危惧しています。

明らかに老眼の症状が出ているのに、「まだ、見えている」「大丈夫」と言ってそれを認めない人もいます。「老眼」という名前に抵抗があり、認めたくないのでしょうが、「まだ見えている」と思ってもピントが合うまでに時間がかかり、合ってもまたすぐにぼやけてしまう状況に順応しているにすぎないのです。これでは正常な調節力とはいえません。

目にはピントを合わせる調節力とともに、ピントが合った状態を保つ持久力があります。私たちの日常生活はデスクワークだけでなく、新聞やテレビを見るなど、同じところをじっと見続ける作業の連続です。ピントが持続しづらくなれば、単に不便というだけでなく、目に負担がかかります。

これが体全体の持久力なら、ジョギングなどの運動をすれば、20代に比べてかなり衰えたことはいやでも自覚させられます。でも、目の持久力の衰えは気がつきにくく、またうすうす感じていても認めたがりません。

水晶体の衰え（老化）は調節力だけでなく、持久力にも及びますから、早く老眼であることに気付きそれを受け入れることが必要です。たとえ20代や30代でも、老眼のような症状があれば2章で説明しましたように目を温めたり、3章の「老眼改善トレーニング」で早めに対策するようにしてください。

メガネは「かける予防薬」

「老眼」と告げると、たいていの患者さんは嫌な顔をします。「老眼」という言葉にマイナスのイメージが鮮明で、「老い、老け」を宣告されたような気になるのかもしれません。

まずは3章でも紹介した「老眼改善トレーニング」を週1回は続けてほしいのですが、すでに老眼が進行している場合には先にも書いたように低下した調節力を補完してくれる

「メガネレンズ」が必要です。

目は自律神経と密接に関係しています。調節安静位（どこを見るでもなく、ぼーっと見ているときにピントが合っているところ）にあるものにはピント合わせが不要で、毛様体筋や水晶体に負荷をかけませんが、それよりも遠くや近くを見ると交感神経や副交感神経が働きます。遠くを見るときは交感神経が、近くを見るときは副交感神経が、ピントを合わせるために働きます。

また自律神経は涙の質も変えてしまいます。調節安静位が1メートルの位置にある人が、仕事中はずっと、70センチの位置にあるパソコンのモニター画面を見続けているとしたら、自律神経は副交感神経に傾いたまま。副交感神経が優位になると、涙は粘度がなくなり、蒸発しやすい性質になってしまいます。すると目が乾きやすくなり、ドライアイの発症しやすい状態になってしまうのです。

目の神経は自律神経と深くつながっているため、自律神経のバランスを保つためにも良好な視界を保つことが大事です。

今のメガネレンズは、毎日よく使う目の距離に調節安静位のポイントが合うように仕様を変えることができます。テレビを見る時間が多い人、パソコン中心に仕事をする人、スポーツ選手、アウトドア派など、それぞれの使用目的に合った快適なメガネを作れば、自律神経のバランスが良好に保てます。

こうしたメガネは、自律神経をコントロールすることによって、目からくるさまざまな病気を予防することが可能ですから、いわば「かける予防薬」と考えることもできます。

調節安静位にシフトしたメガネによって、仕事の能率が向上し、また趣味を集中して楽しめるばかりでなく、交感神経にもよい影響が生まれるので、「正しいメガネのあり方を知ることは人生を左右する」といっても過言ではないでしょう。よいメガネは「よく見えること」よりも「長時間疲れないこと」が大事です。

合わないコンタクトを付け続けた患者さんのお話

ある設計会社に勤める35歳の女性、手がけた家ができることが楽しみで、熱心に仕事に打ち込んでおられました。ところがある日、手足が冷えてジンジンするようになり、肩こりがひどくなり、目の奥が痛み、遠くも近くも少しぼやけて見えるようになりました。

コンタクトレンズが合わなくなったせいだと思い、度数を上げたレンズをインターネットで購入。仕事が忙しく、自分で判断した度数のコンタクトをたびたび買っていました。新しいコンタクトをつけると視界は見違えるようにくっきり見えるので、度数をどんどんアップしていたようです。

その後、突然ひどい頭痛に襲われます。だましだまし仕事を続けていると今度は冷えや吐き気に襲われます。連日頭痛で仕事が手につかず脳外科を訪れますが、診断は「問題なし」。しばしば欠勤するようになり、後輩には仕事を取られただけでなく、遠まわしの退社勧告までされ、家にこもりがちになりました。

実は彼女を苦しめた「冷え」「肩こり」「頭痛」「吐き気」などの症状は、すべて自律神経のバランスが崩れたことで起きていたのです。その原因は長年、自分の勝手な判断でコンタクトレンズの度数を上げていたことで自律神経失調症になっていたことです。

でも、なぜこうしたことが自律神経失調症につながるのでしょうか。先に話したように目のピントを合わせるには、自律神経が大きく関わっています。近視度数を間違って上げてしまうと、目に入る光が、より一層広がるため、遠くを見ても近くを見ても、毛様体筋を常に収縮させせなければならず、大きな負担がかかってしまうのです。

度数の強すぎるレンズで、長年パソコン作業を続け、自律神経の異常を引き起こしてしまったのです。これはコンタクトだけに限ったことではありません。強すぎる度数のメガネでも、同じリスクを伴います。

これを防ぐには自分の「適正度数」を知ること。適正度数とは、コンタクトやメガネをしたときに遠くを見ても、近くを見ても目の筋肉が疲れない度数です。自分勝手に判断せず、専門医の検査を受け、適正なレンズを処方してもらうことが何よりも大切なのです。

あなたは最近、冷えが気になることはありませんか？　頭痛や肩こりに長く悩まされていませんか？　そもそもあなたのコンタクトやメガネはきちんと自分に合ったものですか？

ライフスタイルに合わせて快適に見えるメガネを手に入れる

メガネはかける人の用途によってたくさんの種類があります。たとえば新聞を読むなど手元を見るときだけに使うメガネや、自動車の運転や買いものなどに便利な、遠くも近くも見ることができる遠近両用メガネ、室内・デスクワークに便利な中近両用メガネ、パソコン作業が快適な近々メガネなど。仕事や趣味など自分のライフスタイルに合わせて選ぶことが大切です。

また1本のメガネですべてをカバーするには、少し無理を感じることがあると思います。ですので読書用と外出用など、複数のメガネを使い分けることをおすすめします。ピント合わせの必要がほとんど生じませんから、毛様体筋にも水晶体にも負荷をかけません。何時間もパソコンの前に座っていても平気です。

もし趣味が大画面テレビでの映画鑑賞という人ならば、画面にピントが合うような鑑賞用のメガネを用意するとよいでしょう。また読書が趣味という人は、本にうまくピントが合うような読書用のメガネを用意すると、集中力が増して、グッと小説の世界に入り込むことができるはずです。

残念ながら、単に遠くを見るために行うレーシックではこうした快適さを得ることはできません。ひとたびメスを入れられた角膜は、すっかり性格を変えてしまい、合わせるレンズ選びも難しくなってくるからです。

それよりも、シーンに応じたメガネをそろえておいたほうが、よほど自律神経を健全に保つことができ、快適な毎日を手に入れることができるのです。

遠くだけ見えて満足している時代はもう終わりを迎えています。これからは、できるだけ遠くから近くまでシーンに応じて見やすく、そしてきれいに見えることを考える時代になるでしょうし、皆さんにもそういったメガネを手に入れていただきたいと思います。そのためには、自分の目の性質に合ったレンズ選びにこだわることが重要になります。

「よく見える」よりも「疲れない」のがいいメガネ

眼科で検査をしていると、メガネが過矯正になっている方をよく見かけます。もうその度数に慣れてしまっている方もいますが、たいてい何かしらの目の不調を訴えられます。正しく選べば眼精疲労を防ぎ、快適な日常を送ることができるメガネが、かえって目の疲れや老眼を助長させているのは、とても残念なことです。

メガネによる過矯正が多いのは、患者さん側が「遠くがはっきり見えたほうがいい」と希望することと、知識が乏しい検査員が合わせてしまうことが要因です。多くの人の常識はまだ「遠くが見える目」＝「よい目」にとどまっているのが現状で、眼科や眼鏡店に行っても「遠くがよく見えるメガネ」をオーダーしがちなのです。

注意したいのは近視の人の「過矯正」です。近視でメガネを作る場合、遠くがよく見えることを重視しすぎる傾向があります。しかし、あまり遠くが見えるように調整すると（これを過矯正という）、近くが見えづらくなりますし、頭痛や肩こり、眼精疲労などの原因にもなります。これは文字通り、矯正のし過ぎを意味しています。

また、メガネをつくるときは午前中が最適とされます。みなさんも感じたことがあると思いますが、視力は1日のなかでも変動しています。起きてから時間が経つほど疲れがたまり、特に長時間の読書やデスクワークを行った後は、視力が落ちやすく、調節力（ピント合わせする力）も弱まります。そのような状態でメガネを合わせると本来有している視力や調節力よりも弱く測定され、度数の強すぎるメガネを合わせてしまうこと「過矯正」になりかねません。

遠視の人は近くを見るために多大な努力を続けていることは前述しましたが、近視の過矯正が、実は遠視の状態を生み出す原因になっているのです。近視の人で肩こりや頭痛、眼精疲労、夕方になると見えづらいといった症状を訴える人は、調べてみるとメガネの過矯正のことが多いのです。

近視でメガネを作るときは、くれぐれも「近くも見えて長くかけても疲れないメガネ」「過矯正にならないメガネ」を作るよう肝に銘じてください。最高視力が得られるメガネがいいメガネではなく、快適な視力、快適な視界、快適な毎日が手に入る「良質な見え方」を提供するメガネこそが「よいメガネ」なのです。

メガネを必要とせずに一生を終えることができる人はあまりいないでしょう。老眼も手術で治す時代などとうたっている広告を見かけますが、現在の医学や技術で手術やレーシックを行うリスクを負うよりも、メガネやコンタクトレンズで十分クリアで快適な視界が手に入るのです。

8章

最新技術を駆使した遠近両用メガネで快適な生活を

「老眼」を受け入れ、最適のメガネを選ぶ

老眼は調節機能が衰えてピントが合いにくくなる老化現象ですが、3章でご紹介しました「老眼改善トレーニング」によって進行を遅らせたり改善することができます。

ただ、老眼がかなり進んで日常生活に不自由を感じるようになってきた場合は、メガネを使用することをおすすめします。本章では「快適な視界を得たいなら、遠近両用メガネ」という視点から、このレンズのよさを多角的に紹介したいと思います。

「遠近両用」というと老眼鏡のイメージが強く、ひと昔前まで半月型のレンズがレンズの下方についた、いかにも老眼風のメガネを連想する方もいまだにいます。実際、「遠近両用」に抵抗感を持っている方が多いのではないでしょうか。

また、老眼が始まっているにもかかわらず、それを認めようとしない、あるいは気がついていても我慢している方も少なくありません。でも、老眼を調整しないで生活していると、疲れ目がひどくなり、やがてさまざまな身体的な症状が表れます。

老化は誰にもいつかは訪れます。目の老化は40~50代に自覚され、徐々に我慢できない

ほど進行します。まずはこの自然の摂理を受け入れることが大事です。ある程度進行したら、適切なレンズを選んで、メガネの生活を受け入れることが、目の健康のため、快適な暮らしのためによいのです。

とかく、メガネについては誤った考えが蔓延しています。レンズを選ぶ基準、使い方の問題、新しいメガネに早く慣れる方法などを知らないために、疲れ目や頭痛、肩こりなどに悩まされている方がどんなに多いことか……。

現代の遠近両用メガネは、境目のない焦点が連続したレンズを取り入れており、目を保護しつつ、近くも遠くも快適に見える高度な技術が使われています。用途や個人の目の状態に合わせたレンズを選ぶことによって、仕事や家事や趣味、読書などに快適さをもたらすメガネに巡り合っていただきたいと思います。

最新の遠近両用レンズは、もはや「老人のメガネ」ではない

従来の遠近両用レンズ（累進屈折力レンズ）は、一枚のレンズで遠くから近くまで見える反面、それぞれの視野が狭くなることや、連続的な度数の変化でレンズの周辺部にゆれ

今までの遠近両用レンズ　　新しい遠近両用レンズ

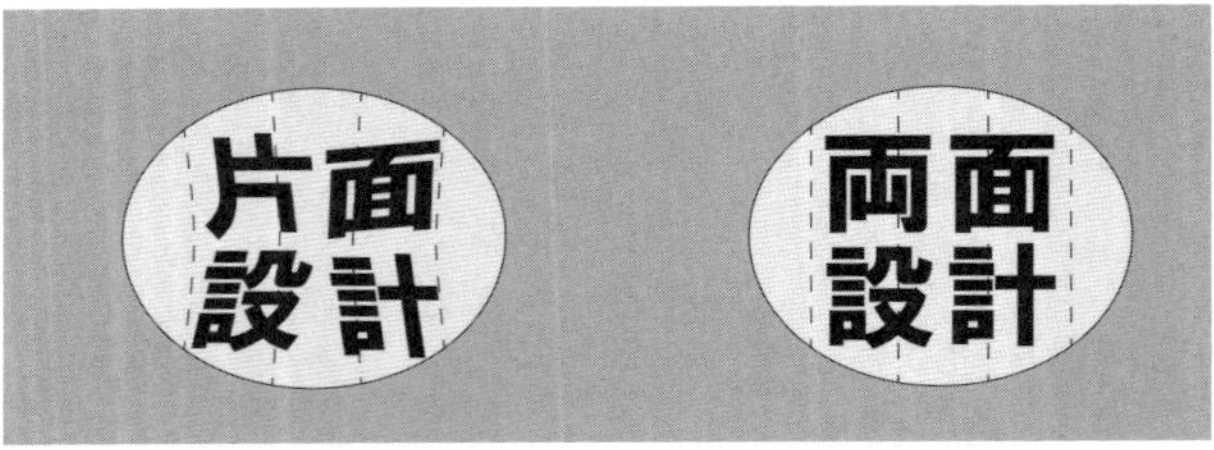

スマホから、テレビ、車の運転まで一つのメガネで快適に

やゆがみを感じ、歩きにくい、慣れないと、5分もかけてられない方がいらっしゃいました。しかし、最近ではこれらの違和感を格段に解消するため、「両面設計」や「収差フィルター面」と呼ばれる複数のレンズを組み合わせたレンズが登場しました。ひとりひとりに合わせて設計するため、快適な視界が提供できます。従来の遠近両用レンズ（左側）は左右に目を少し動かすと、ゆがみなどを生じ、使えない方もいらっしゃいましたが、両面設計のレンズ（右側）ではこれらをなくし広い視野ではっきり見え、気分が悪くなる方もほとんどいません。さまざまに多様化した現代人の目を使う環境に対応して、レンズの技術も急速に進歩を遂げているのです。

しかし、こうしたレンズの進歩については世間に十分に浸透していないようで、遠近両用をおすすめすると、きっぱり断る人がいまだにいます。昔の年配者から聞いた、「使いづらい」「慣れにくい」といったマイナスの経験談や、半月状レンズの見た目の格好悪さが、根強く残っていることには驚かされます。

そこで、誤解を解くためにも、彼らに最新の遠近両用レンズを試してもらうと、その自然な見えやすさにたいていの人が驚きます。「目覚ましい技術の進歩」を理屈で説明するよりも、実際に体験してもらうことで、心から納得してくれるのです。

新しい技術の結晶が生んだ遠近両用レンズ

遠近両用レンズの最大の利点は、屋外でも室内でも、そしてデスクの前でも、常にかけたままでいられることです。スマートフォンを操作するときも、パソコンで仕事をするときも、家でテレビを見るときも、駅の路線図や街中の看板を見るときも、すべて同じひとつのメガネではっきり見えるのです。この快適さを味わったら、もう遠近両用メガネは手放せません。

累進屈折力レンズの特性を生かした商品には、いくつかのタイプがありますが、代表的なものとして「遠近両用レンズ」「中近両用レンズ」「近近両用レンズ」の3種類があります。

・遠近両用レンズ

近くから遠くまで見えるレンズ（30センチ〜）

二重焦点レンズに比べて、遠・中・近が見えて、境目がなくなったのが大きな長所です。仕事で外出することが多い人や、車を運転する人は、この遠近両用がおすすめです。

・中近両用レンズ

家やオフィスの室内すべてがよく見えるレンズ（30センチ〜4メートルくらい）

オフィス内での仕事が多い人や主婦など、室内で過ごす時間が長い人におすすめです。

・近近両用レンズ

手元から机の少し先まで見えるレンズ（30センチ〜1メートルくらい）

一日のほとんどがデスクワークの人、特にパソコンでの仕事が多い人には近近両用がおすすめです。中近用に比べてクリアに見える範囲（視角）が広いのが特長です。

メガネレンズを選ぶ際のポイント

メガネレンズは大きく分けると、ガラスとプラスチックに分類されます。その各素材の中でも、メガネレンズの基本的3要素「屈折率」「アッベ数」「比重」によりその性能が決定されます。

今回は、実際目にしたり、耳にしたりする機会が多く、眼鏡店でレンズを決定する際に目安となる「屈折率」について簡単に説明します。

光は違った物質に入ることによって、曲がる性質をもっています。この現象は「光の屈折」と呼ばれ、この屈折の割合を示す量を「屈折率」といいます。メガネレンズに表示されている「屈折率」の数値が大きいほど薄型のレンズということになります。

では、屈折率が大きければすべて良いかというと、そうではありません。一長一短という事実はレンズにもあてはまるわけで、フレームの玉型やサイズ・個々人の度数等により「薄いけれど重い」などということも起こりうるのです。

眼鏡店で選んだフレームのデザインや素材、大きさ、度数等を考え合わせて「快適なレンズ」を選んでいきます。長・短所等も考え合わせながら選ぶことが、レンズ選びのポイントともいえます。

非球面レンズとは？

眼鏡店で店員から「メガネレンズには球面タイプのものと非球面タイプのものがあります」とか、「非球面レンズは、少々値段が高くなりますが、ゆがみが少なくレンズ厚も薄くなります」等の説明を受けることがあります。

ここではその非球面レンズについて解説します。レンズを通して物を見ると、真っ直ぐなはずの線が曲がって見えたり、真四角なはずの形が樽型に見えたりすることがあります。このようにゆがみのでることを収差《しゅうさ》といいます。収差には大別して、5種類ありますが、左頁の図はその内のひとつである歪曲《わいきょく》収差の例です。

物の見え方を悪くするこのレンズの収差が、球面レンズよりもはるかに非球面レンズのほうが少なくなります。もちろん、非球面レンズにしたからといって「収差」が100パーセント取り除かれる訳ではありませんが、相当量改善されるため、自然に近い視界が得

球面レンズのゆがみ

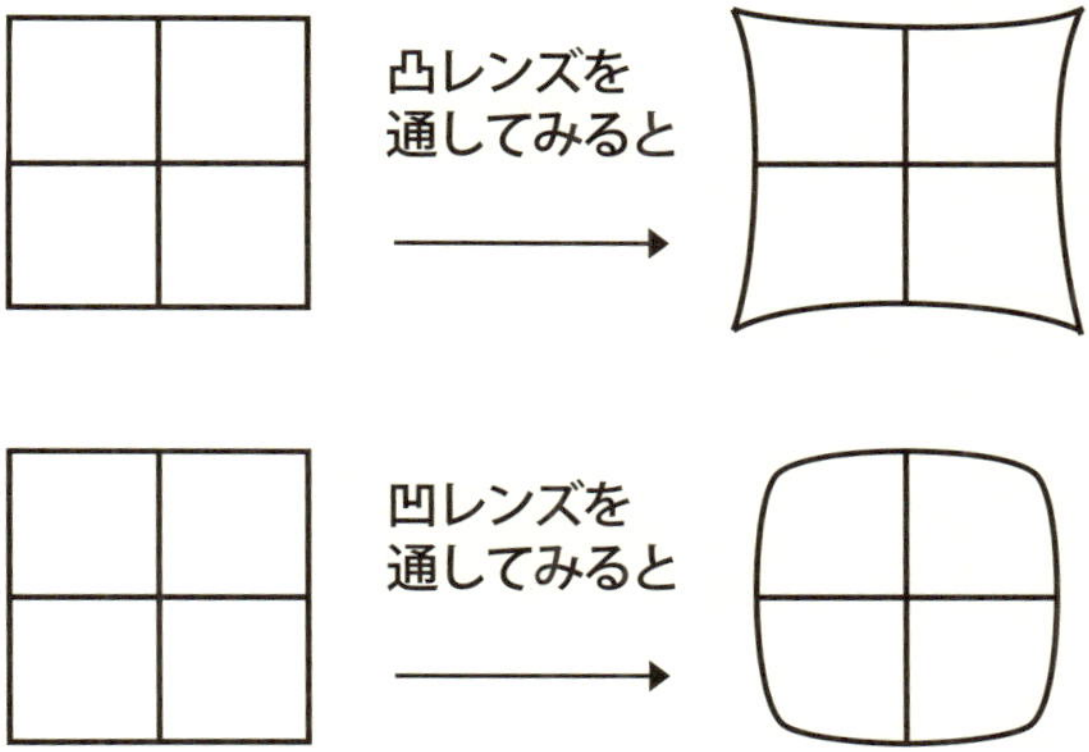

られます。また非球面レンズにすると、レンズが薄く軽くなるのも利点のひとつです。

「自分仕様」を実現するレンズのコーティング

かつてのメガネのレンズといえばガラス製が主流でしたが、最近ではプラスチック製がほとんどです。現在では、ガラスレンズの販売比率は5パーセント以下まで落ちているようです。

従来は、屈折率などの光学特性や硬さの面ではガラスレンズが勝り、軽さや加工・染色のしやすさではプラスチックレンズが勝るとされていました。しかし、コーティングの技術が発達してプラスチックレンズの表面もずいぶんと丈夫になり、いまではガラスレンズと比べても遜色ないようです。

コーティングとは、使用者が快適な視界を実現できるように、レンズの表面に薄い膜をつけることです。種類によってレンズに傷がつきにくくする、反射を防ぐ、汚れにくくするなどの目的があります。ここ数年ほどで発達した技術です。

目に有害といわれる紫外線（ＵＶ）をカットするコーティングは、いまやすっかりポピュラーとなりました。紫外線は晴れの日も曇りの日も太陽から降りそそぎ、日焼けの原因となるばかりでなく、皮膚がんとの関係も問題視されています。また、地面（特に砂浜や雪）からの反射も強いので、屋外で使うメガネはＵＶカット・コーティングをするとよいでしょう。

その他、プラスチックレンズを傷つきにくくするハードコート、汚れやほこりをガードするコーティング、傷や熱の耐性を向上させるコーティング、先に述べたブルーライトをカットするコーティング、色をつけるカラー染色、乱反射をカットする偏光レンズなど、自分の好みで変えることができます。

プラスチックレンズが熱に弱いのはかつてから変わりません。熱源のそばで作業をする人などは、依然としてガラスレンズを選ぶ傾向にあるようです。コーティングなどの「オプション」によって「自分だけ」のメガネが実現できます。

質の悪いメガネは病気を招く。メガネは体の一部！

メガネのレンズに対してこだわり持つことは、自分の健康にこだわりを持つことと同義です。メガネは、体の一部なので粗悪なものは避けましょう。メガネが目や体の健康に直結するといっても過言ではありません。

レンズの品質の差は、前述しました「両面設計」や「収差フィルターレンズ」に代表されるような、レンズの左右に生じるユレやゆがみの軽減具合に顕著にあらわれます。品質によってレンズ内のしっかり見える部分の広さは全く違い、乱反射を抑制したり、コントラストを高めたり、また紫外線やブルーライトなどをカットする機能のあるレンズであればさらに目や体への負担は軽くなります。

逆に、質の悪いレンズは目や脳にストレスをかけ、さらに身体の健康にも悪影響を及ぼすことになるのです。粗悪なレンズで仕事をし、目に悪影響のある光が目に入り続けたりすると、3か月後、半年後には目の奥の痛みや肩こりなど何かしらの不調が出てきます。

眼科でメガネを処方されたとき（お試し時）に「遠くも近くもよく見えて、楽だ」とおっしゃっていた患者さんが、3ヶ月ほど経って「頭痛がする、よく見えない」といって再来されるケースがあります。メガネの度数はしっかり合っているのですが、院内で合わせたレンズメーカーのものとは異なる、安価で品質の悪いレンズで作っていることがよくあります。

このような場合、3か月から半年で脳が適応できなくなり、ズキズキと締め付けられるような、帽子をかぶっているような頭痛（最初は後頭部から）やめまいをよく訴えられます。内科等へ行っても「どこも悪くない」と言われることが多く、メガネを変えたからといってすぐにはよくならないこともあります。そこで当院ではメガネ処方後、1ヶ月目に正しく処方されているかなどを確認しています。

メガネはレンズの設計や加工などの技術にも左右されます。良い品質と技術が伴ってはじめて「優れたメガネ」になるのです。価格が安ければ「目や体の健康」を犠牲にしてもいいわけではありません。メガネが身体の不調の原因だということは、気づきにくいものです。日ごろから目やメガネについて正しい知識を身につけ、わからないことは丁寧に説明してくれる眼科医や、信頼できる眼鏡店の担当者に気軽に質問するようにしてください。

レンズがよくても、「フィッティング」に問題があると

「メガネのフレームが合わない」と訴える人の中で、メガネの度数が合っていないケースが多いということはすでに述べました。実はこれと逆のケースも少なくありません。

メガネを新調したら、目が疲れやすくなった。肩がこる。長くパソコンに向かうと頭痛がする。こんな症状が出たら、第一に度数が合わないことが疑われますが、フレームが顔の形に合っていないことが原因になっていることもあるのです。

メガネを耳や鼻などに心地よくフィットさせる技術を「フィッティング」といいますが、こればかりは眼科医にはできません。かけ心地が最適になるようにする「フィッティング」という職人技があってこそ、眼科医の処方が生きるのです。

しかし、眼鏡店と客とのコミュニケーションや、フィッティング技術そのものが不十分だった場合、目や肩、頭などにさまざまな症状が出ます。たとえば、耳の後ろがメガネで圧迫されて痛くなるのは、床ずれの状態と同じで、血の巡りが悪くなるからです。

また、こめかみが圧迫されても同様のことが起こります。鼻にかかるメガネの重さが妙

に気になることもありますが、そのため何度もメガネの位置を直したり、かけ外しをしたりすると、やはり耳の後ろや鼻パッドのかかる場所が痛くなることがあります。

そうした行為を長く続けていると、耳の後ろや鼻、こめかみの不快感だけでは済まなくなります。レンズの位置がなかなか定まらず、瞳の間隔や位置などが適正な位置からずれると、優れたレンズの効果は大幅に弱まります。とりわけ、遠近両用レンズにおいてはわずかなズレが見え方に大きく影響するので、目の疲れは増大します。

適正なフィッティングをしたメガネは、顔の一部が痛くならないとか、鼻に重さをあまり感じないということは当たり前のことで、メガネをかけていることを忘れるくらい違和感がないものです。顔に合ったフレームを快適にフィットさせることは、眼科で目に合ったレンズの処方をしてもらうことと同じくらい、目や身体にとって大切なことなのです。

遠近両用レンズはフレームによって効果に差が出る

メガネのフレームを選ぶ際は、その人の顔の骨格やイメージ、ファッション的な好みなどを基準にする人が多いと思いますが、遠近両用レンズの場合はその機能も無視できません。というのは、フレームの上下幅の大きさによって、進化した最新のレンズの効果が変わってくるからです。

上下が細い遠近両用レンズを選んだ場合、ちょっと目を動かしただけで度数が大きく変わるため、ピントが合わせづらいだけでなく、めまいがするような感覚になります。

特に、このタイプのレンズが初めての人にその傾向は強く、慣れる前に「レンズが合わない」と言い出すことになるかもしれません。最初は、なるべくレンズの上下幅が広いフレームと、累進帯の長いレンズを選んだほうがよいでしょう。

しっかりした眼鏡店の担当者なら、そうしたことは熟知していますから、いろいろアドバイスしてくれるはずですが、予備知識のない人がたまたまよい担当者に恵まれないと、使いづらいメガネを選んでしまうことになりかねません。その結果、「遠近両用はこりごりだ」と誤った口コミ情報を周囲に流すことにもなるのです。

このほかに注意することは、自分の全生活の中で中距離を見ることが多いのか、それとも手元を見る作業が多いのか、といった使用目的をはっきりと決めた上でレンズやフレームを選ぶことです。ファッションは特に女性にとっては大切な要素ですが、それを最優先せず、遠近両用の機能性を損なわない範囲で選ぶことが大切です。

自分の顔に合ったメガネはどうやって選べばいいの？

メガネを購入されるとき、どんなデザインのメガネを選べばいいのか迷ってしまうことはありませんか？　メガネフレーム自体、最近の流行を反映して形・素材・色等に多種多様の商品が発売され、店頭に並んでいます。

その中で、自分に似合う1本を選ぶことは、なかなか大変なことといえます。また、メガネの場合にはフレームの他にレンズという大切な要素も考えなければなりませんが、ここでは顔型によるフレーム選びの基本をご紹介します。

初めにご自分の顔のタイプをつかんでください。顔のイメージを造るのは、主に長さ（縦方向）と肉付き（横幅）です。これを基準として顔を4つのタイプに分類し、似合うメガネを探してみましょう。

・面長（長く、ほっそりした顔）……バランスよく上下が細すぎない・楕円形で淡いカラーのフレーム

・**大きい顔（長く、ふっくらした顔）**……引き締め効果のあるフルリム・太めや角のある濃いカラーのフレーム

・**小さい顔（短く、ほっそりした顔）**……メガネの印象を控えめに。小さく淡いカラー・目立ちにくいフレーム

・**丸顔（短く、ふっくらした顔）**……丸さをカバーするため、シャープで縦幅が細め、ポイントが上にあるフレーム

遠近両用メガネに早く慣れるコツ

遠近両用メガネに早く目が慣れるコツは実に単純で、レンズの真ん中で少し前方を見た後、「顔を動かさずに、目だけで下を見る」だけでよいのです。

ところが、うまく適応できない人は、下を見ようとすると、顔まで一緒に動いてしまいます。視線がレンズの近距離用エリアを通らず、中央の中距離用エリアを通って近距離を見ているわけです。ピントがうまく合わない道理です。

この状態から試行錯誤を繰り返して体（眼球）が覚えるまでに、おおよそ2週間ほどか

かります。単焦点レンズで顔を動かして下を見るのにすっかり慣れているため、この習慣（癖）を直すには、意識的に「目だけで下を見る」ようにしても、時間がかかるのです。

近距離をレンズの下で見るコツを身につけるまでは、視点がずれて視界がぼけるので、気持ちが悪いと感じる人もいます。そこで一生懸命見ようとするとよけい疲れてしまい、「使いづらさ」に嫌気がさしたりもします。

ですから、初めのうちはあまり焦らず、「ぼける角度を確かめている」くらいの気持ちでそれを受け入れ、リラックスすることが大事です。ともすると、自分が見やすい位置で見ようとしがちです。これはメガネという道具を使いこなそうとするあまり、自分に合わせようという行為ですから、レンズの特性を生かしたことにはなりません。

逆に、レンズの特性に自分の顔と眼球の角度を合わせることによって、コツをつかむことが大事なのです。一度コツをつかみ、それが習慣化されれば無意識に、適切な位置で近くのものを見ることができるようになります。それがなかなかできない場合は、頑張り過ぎていると思ってよいでしょう。

遠視の人がこの遠近両用レンズを使う場合、普段からメガネをかける習慣がないので、すぐにメガネを外してしまい、メガネの置き忘れやかけ忘れが多くなることがあります。

特に高齢になればなるほど、メガネをかける習慣がつきにくくなりますから、両用レンズに慣れるのも難しくなります。ですから、遠視の人は朝起きてから寝るまでメガネをかけ続けるよう心掛けてください。

遠近両用コンタクトレンズ

当院のアンケートにおいて、コンタクトレンズで老眼を矯正できることを知っているか質問したところ、「はい」が42パーセント、「いいえ」が58パーセントという結果になりました。

老眼対策として、最も多くの人が行っているのが「老眼鏡」をかけること。回答者のうちの35パーセントが、老眼鏡での対策を行っていることが明らかになりました。次いで、「遠近両用メガネ」(14パーセント)、「遠近両用コンタクトレンズ」(2パーセント)という結果になりました。

一方、老眼鏡を使っていてストレスを感じるのはどのような点か聞いたところ、「取り出してかけるのが面倒」が22パーセントと最も多いものでした。

また、自分が老眼だということを気にしているかという問いに対して、「とても気にしている」が22パーセント、「少し気にしている」が49パーセントと、合わせて7割近い人が、自分が老眼だということを気にしているという結果になりました。

自分の老眼を誰に気づかれたくないかを聞いたところ、「夫もしくは妻」3パーセント、「子ども」3パーセント、「恋人」5パーセントである一方で、「同性の友だち」については13パーセント、「会社の同僚や部下」については29パーセントという結果になり、家族よりも会社関係の人や友だちに老眼を悟られたくないという実態が明らかになりました。

老眼だと気づかれたくない理由で最も多かった意見は、「自分の年齢を意識してしまうから」がトップ。次いで、「若々しく魅力的に見られたいから」、「年下や同世代の人に老けていると思われたくないから」が続きました。

メガネが似合わない、おしゃれに合わない、スポーツをしているから……というような理由で、コンタクトレンズを常用している人は多いと思います。また、普段はメガネをかけている人でも、スポーツや屋外作業、雨天時、メガネが曇りやすい場所などでは、コンタクトをつけたいという人もいるでしょう。そうした方のために、遠近両用のコンタクトレンズがあります。

遠近両用コンタクトレンズは、メガネ用レンズの場合と仕組みが異なります。レンズのタイプには「同時視型」と「交代視型」があります。同時視型のレンズは、目の中で遠くにも近くにも同時にピントが合っているのを、脳がどちらを見るか選択して切り替えるものです。このタイプは、1枚の遠近両用コンタクトレンズに複数の度数が入っているため、通常の近視用レンズよりも若干ピントが甘く見えることがあります。

また、交代視型のレンズは、視線を変えることによって、コンタクトレンズの遠距離や近距離を使い分けて見ます。そのため、遠距離用と近距離用の度数が切り替わるタイミングに違和感を覚えることがあります。

いずれを選ぶにしても、事前に実態をよく知る医師に相談したほうがよいでしょう。遠近両用コンタクトレンズは、遠くと近くをばっちり見えるようにする、というよりも、遠くの視力をある程度残した状態で手元も見えるようにする、くらいのスタンスで臨んだほうが後々の不満も生じにくいと思います。遠近両用は数値よりも実際に付けたときの状態が重視され、なおかつ、同じ度数でもものによって見え方が大きく異なるものです。

ネットで遠近両用のレンズを買う際は、必ず、一度眼科に行ってきちんとしたデータを得て、それを実生活で使ってみて問題ないと判断できてから購入することを強くおすすめします。ともあれ、コンタクトはずっとしているわけにはいきませんので、必ずメガネは必要になります。

多焦点眼内レンズでの老眼治療

２００７年夏に多焦点眼内レンズ（遠近両用眼内レンズ）が高度先進医療に認可され、日本でも老眼治療を受けることができるようになりました。これは、眼科医療において10年に1度の画期的な進歩だといわれています。

その多焦点眼内レンズと単焦点眼内レンズ（通常の白内障手術時に挿入する従来のレンズ）の違いですが、単焦点眼内レンズはピントが合っているところは切れ味よく見えますが、それ以外の距離にはピントが合わないので、手元も遠くもくっきり見えるわけではありません。手術時に遠くにピントを合わせた場合には、手元を見る場合には近用メガネが必要になります。

多焦点眼内レンズは従来の眼内レンズと違い、遠距離・中間距離・近距離など複数の位置に焦点が合います。よって遠くの景色にも近くのメモにもピントが合うようになります。

現在、多焦点眼内レンズは屈折型（眼内レンズが同心円状に近方ゾーンと遠方ゾーンに分かれており、それぞれに入射した光がその部位にピントを合わす）と回折型（入射した光がレンズについた溝によって回折現象を起こし、近方と遠方に振り分けられる）の2種類があり、年齢やライフスタイルによってレンズを選択することができます。

大ざっぱに言いますと、比較的若く活動的な方で、中間〜遠方（50センチ以上の遠さ）での視力を求められる方は屈折型、新聞や読書など近方視の見え方を優先させたい方は回折型ということになります。眼科で白内障手術前にしっかりとレンズ等の説明を聞き、納得していただいたうえで使用眼内レンズを選択してください。

もっと気軽に眼科に行こう

近視や遠視、乱視、老眼は病気ではない。ほとんどの方はそう思っているのではないでしょうか。だから、日本にはわざわざ視力を測るために眼科に行くという習慣はありません。でも、眼科ではそれらの症状を「屈折異常」という病気と認識しています。耳が少し聞きづらくなったら耳鼻咽喉科に行くのと同じように、ものが見づらくなったら眼科に行くのは決して大げさなことではありません。

眼科では、近視、遠視、乱視、老眼などの視力検査をするだけでなく、目の疲れから全身の症状まで、目が関係したあらゆることを総合的に把握しながら、メガネの主な使用環境に合った最適の処方箋を出してくれます。まず眼科で診てもらった後で、眼鏡店で処方通りのレンズを作るのがものの順序です。

眼科に行かずに直接眼鏡店でメガネを作ることは、薬にたとえるなら、「市販薬で間に合わせること」に相当します。しかし、症状が重いときや、市販の薬では治らない場合は、医師の診察を受け、出された処方箋を調剤薬局に持っていきますよね。

薬なら「市販薬が効かなければ病院に行く」で済みますが、メガネの場合は、長い間、合わないメガネに苦しんだあげくに眼科を訪れ、またレンズを替えなければなりません。身体的負担と経済的負担が二重に加わるわけです。

目の不便さはある程度の期間耐えられますし、身体的な症状が表れるまである程度時間がかかるため、この屈折異常を病気と考える人は少ないのが現状です。そのため、病気でもないのに度数を測るために、「眼科に行くのはおかしい」と思っている方が多いのでしょう。まずはそうした認識を改めることが、目のトラブルを避ける第一歩だと思います。

眼科の中には、使用感を確かめるためにたくさんのテストレンズを用意しているところもあります。まず、この屈折異常が病だと知っている人が少ないのと、いちいち眼科に行くのが面倒くさいと思っている人が多いために、手順を飛ばして、眼鏡店に行ってしまうのです。

また、単にものが見づらいとか、目が疲れるということだけでなく、隠れた病気が見つかることもあります。

「高校進学を機にコンタクトレンズを作りたい」と来院された患者さんがいました。検査で視神経乳頭にわずかな陥凹（くぼみ）が見られましたが、こうしたくぼみは若年の方には見られることが少なく、念のため視野検査を行い、さらに詳しく調べてみると光の強さによって見え方（視覚感度）にムラがあることもわかってきました。

こうした視野欠損は脳の異常につながっている疑いが濃くなり、さらにＭＲＩなどを行いました。その結果、画像から「もやもや病」がわかりました。「もやもや病」とは、脳の太い血管が細くなったり詰まったりする病気ですが、本人の自覚症状がなかっただけに母親もびっくりされていましたが、よく聞いてみると本人は以前からときどき偏頭痛の症状があったようです。専門の病院に紹介し、ご本人やご家族も、「もやもや病は生命にかかわる病気。原因不明だった偏頭痛がわかり、注意すべきことが早いうちに明らかになってよかった」とおっしゃっていました。

目の病気で恐ろしいものには、4章で解説した緑内障があります。発見が遅れると失明する病気で、眼科を訪れた方によく見つかります。会社などで定期的に成人病検診を受けていれば、早期発見できるのですが、そうでない人でメガネにも縁がないか、あっても眼科に行かない人は、発見が遅れる可能性があります。

緑内障は若い時期でも発症する病気で、40歳頃から発症率が上がりますから、この頃からしっかり検査を受けておいたほうがよいでしょう。また、加齢によるタイプの白内障も老人の病気と思われがちですが、40代で手術する人もかなりいます。やはり、早期発見のための検査を欠かさずすることが大切です。

メガネが合わず作り替えるときや、疲れ目で初期老眼が疑われる40代からは、以上のような病気の早期発見もあるので、気軽に眼科を訪ねることをおすすめします。視力検査にも保険が適用されますから、大事な目を守るために、ためらう理由は何もありません。

これらの病気は眼鏡店で見つけることは不可能です。よく勉強されている眼鏡店では、眼科に行くことをすすめてくれるようですが、眼鏡店では眼科のように検査や診断は当然できません。

正しい治療を受けて、目の健康を保つためにも、また最適なメガネをかけるためにも、1年に1回の検診を習慣化してほしいと思います。そして、検査の際にはいまお使いのメガネをお持ちください。自分では合っていると思っていても、実は合っていないことが発覚することが多々あります。

ちなみに、視力の検査でもすべて保険が適用されます。だからもっと気軽に「視力を測ってください」と来院していいのです。特に40歳以上は、緑内障のように自覚症状がなくても進行していく病気がたくさんあります。年に1回眼科へいらしてください。

失うものがないように

大多数の人は、老眼が始まる40~50代にそれを自覚せず、見えづらくなったことを薄々感じながらも我慢して生活をしています。その結果、目の疲れから生じる肩こりや頭痛などに悩まされる人もいます。

働き盛りで、最も質の高い仕事のできるこの世代が、適正な視力の調整をせずに、集中力や持続力を欠き、身体的にも万全ではない状態でいるのは、本人や家族はもちろん、職場にとっても大きなマイナスではないかと思います。


また些細な不便さも、積もり積もれば心理面に影響がないはずはありません。仕事や楽しいことへの集中力が削がれ、能率や快適さの面でも不十分な毎日を送ることになります。

さらに不便さだけでなく、楽しみや喜びの質そのものにも影響を与えかねません。たとえば、遠視の方は「食事が美味しくない」と感じる人が多いそうです。

日本人の食事には「視覚でも味わう」という要素があることの証でもあるわけですが、近視の人も老眼が進むにつれ、同様の感じを味わうのではないでしょうか。「老眼改善トレーニング」で目をよい状態に保ちながら、適正なメガネを処方してもらうことで快適な視力を手に入れてください。


最後に、これからの人生を充実したものにするためには読書はもちろん、人とのコミュニケーションやインターネットなど電子機器からの情報収集は欠かせないものとなります。「情報格差」などという言葉もありますが、年を重ねるにつれ時代に取り残されないように、老眼や眼精疲労、ブルーライトへの適切な対応を知り、健康な目を維持することで快適な日々を送っていただきたいと思います。

私たちも皆様の大切な目を守っていけるよう、日々努力していきたいと思います。

著者

足立和孝（あだち　かずたか）

医療法人社団順孝会あだち眼科院長、医学博士。順天堂大学医学部眼科非常勤講師。

1958年生まれ。順天堂大学卒業。順天堂大学病院での臨床・教育・研究を行う一方、聖路加国際大学病院、山梨県立中央病院、焼津市立病院の眼科部長として、多くの手術を経験。現在、心の通う眼のホームドクターとして最高水準の医療を提供することをモットーに地域医療に貢献。発達障がいの子どもたちやスポーツ選手の視機能管理にも力を注いでいる。

監修者

有安正規（ありやす　まさき）

医療法人社団順孝会あだち眼科視能訓練士長、保健科学博士。

とびばこ舎視覚教育支援センターセンター長。

1974年生まれ。九州保健福祉大学大学院卒業。現在、視能訓練士（国家資格）として、眼科検査や弱視斜視の視能訓練治療、発達障がいの子供たちへの視覚発達支援やスポーツ選手の視機能検査に携わる。また、大学で教鞭を取りながら、視覚情報処理過程からみた眼疲労の研究、薬剤の開発に取り組んでいる。

老眼をあきらめるな！

二〇一五年八月一日 第一版 第一刷
二〇一六年四月二〇日 第一版 第二刷

著者……足立和孝・有安正規
発行者……後藤高志
発行所……株式会社 廣済堂出版
〒一〇四—〇〇六一 東京都中央区銀座三—七—六
電話 〇三—六七〇三—〇九六四（編集）
〇三—六七〇三—〇九六二（販売）
FAX 〇三—六七〇三—〇九六三（販売）
振替 〇〇一八〇—〇—一六四一三七
URL http://www.kosaido-pub.co.jp
装丁……盛川和洋
印刷所
製本所……株式会社 廣済堂

ISBN978-4-331-51942-4 C0295

健康人新書

薬剤師は薬を飲まない

宇多川久美子

風邪薬も持病の薬も、絶対にあなたの病気を治すことはできないと知っていますか？「薬を飲んでおけば大丈夫」なんてまったくのウソ。むしろ薬を飲み続けていたら、確実にあなたの体は弱まっていきます。

ISBN 978-4-331-51785-7
定価：本体800円＋税

なぜ、マーガリンは体に悪いのか？

山田豊文

米国では、トランス脂肪酸に安全が認められないという決定が下された。トランス脂肪酸はマーガリンなどに含まれ、心身のあらゆる健康問題を招く。そこで、著者がトランス脂肪酸から身を守る方法を伝授。

ISBN 978-4-331-51926-4
定価：本体800円＋税

健康人新書

歯は磨かないでください

豊山とえ子

ほとんどの人は間違った歯の手入れをしている。歯は磨いてはならない。歯は磨くのではなく、歯垢や歯石の原因となるバイキンを取り除かなくてはいけない。また、正しい口内ケアをすることで、全身の健康にもつながる。

ISBN 978-4-331-51925-7
定価：本体800円＋税

医者は認知症を「治せる」

河野和彦

認知症は「治らない」のが常識とされてきた。しかし、実は、医者は認知症を「治せる」のだ。医者である著者は、独自の治療法「コウノメソッド」を確立し、患者のかかりつけ医でも実践できるように無料公開している。

ISBN 978-4-331-51862-5
定価：本体800円＋税

健康人新書

スロージョギングで人生が変わる

田中宏暁

定価：本体800円＋税

歩くスピードなら70歳、80歳からでも走れる

初心者は歩くよりも遅いくらいのゆっくりのペースでもいい！　自分に合ったペースで無理なく続けるスロージョギングで、何歳からでも体力はみるみる向上する。脳の活性、減量、生活習慣病改善と驚きの効果を実感できるはず！

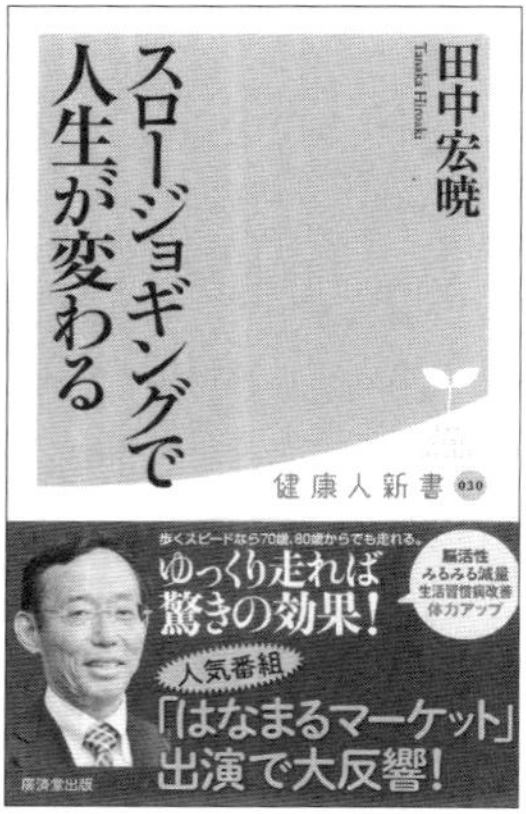

978-4-331-51598-3